いつもの食材で作れる

体にいい おかず

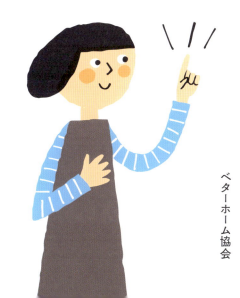

ベターホーム協会

"体にいいおかず"とは？

食材がもつ、体によいさまざまな働き。
その働きを知って、食事にとり入れ、毎日をいきいき過ごしませんか？
この本は、栄養の知識と薬膳の知恵からいいとこどり！
両方の観点から、症状別におすすめ食材を選び、
それらを組み合わせた"体にいいおかず"を紹介します。

1 いつもの食材で作れる

薬膳というと特別な食材を使うイメージがありますが、
この本で使うのは「ふだん家にある食材」だけ。
だから、思い立ったとき、すぐ作れます。

便秘には…

肌あれには…

冷えには…

胃腸の不調には…

ストレスには…

2 さっと調理できる

体調をととのえるために、がんばって料理を作ってヘトヘトに…というのでは本末転倒です。
この本のおかずは、どれも20分程度で作れるようにこだわりました。
だから、気軽に食卓にとり入れられます。

たとえば…
ストレスには…

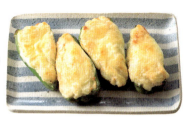

▶ピーマンのはんぺん詰め(p.84)
はんぺんを詰めてトースターで焼くだけ。
作るときも"ストレスなし"です。

3 おいしく食べられる

いくら体によくても、おいしくなければ箸が進みません。この本は、料理教室の先生が何度も試作を重ねた、お墨つきのレシピ集。
だから、「良薬だけど口においしい」！

たとえば…
風邪の引き始めには…

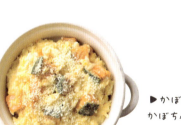

▶かぼちゃのミルクぞうすい(p.96)
かぼちゃを加えて、栄養もおいしさもUP。
おかゆがにが手な人にも◎。

こんなときにプラス一品！

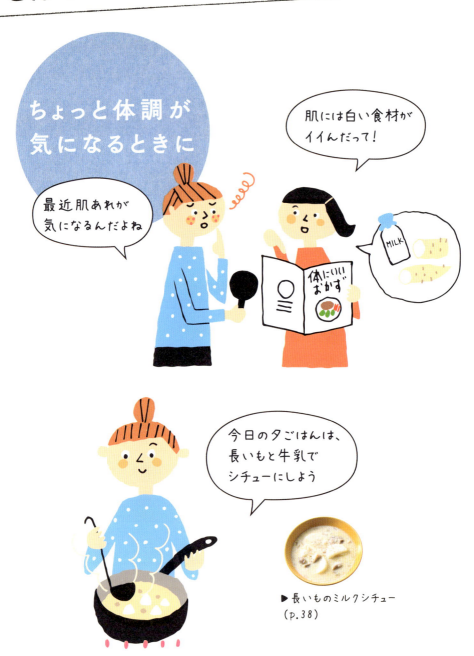

▶ 長いものミルクシチュー（p.38）

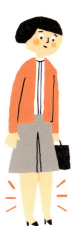

足がむくんで夕方になるといつもパンパン

慢性的な不調に

これからは、お弁当にむくみに効く豆のおかずを一品入れるようにしよう

▶むくみに効くお弁当（p.48）

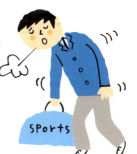

家族の健康のために

今日も部活でへとへと…

豚肉のガーリックライスでスタミナつけてね！

▶豚肉としいたけのガーリックライス（p.68）

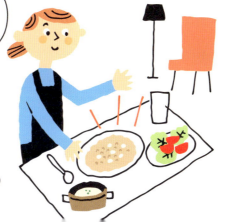

目 次

便秘

しめじと豚肉の黒酢炒め…12
アボカドとマッシュルームのチーズ焼き…14
バナナの肉巻き…16
アボカドとわかめの冷製パスタ…18
しめじと根菜のごまマヨサラダ…19
ライタ風　豆入リヨーグルトサラダ…20
えのきのごまあえ…21

胃腸の不調

だいこんととりだんごのスープ煮…24
とうふのおろしぽん酢…26
オクラのにゅうめん…28
りんごトースト…30
キャベツとりんごのコールスロー…31
長いもとオクラのゆかりあえ…32
だいこんとりんごの水キムチ…33

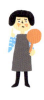

肌あれ・乾燥肌

れんこんととり手羽のコチュジャン煮…36
長いものミルクシチュー…38
ゴーヤとにんじんのとろろチヂミ…40
れんこんのガーリック炒め…41
柿の白あえ…42
野菜のとうふチーズディップ…43

むくみ

コーンと大豆のとりつくね…54
レタスと枝豆の牛肉カレー炒め…56
いんげん豆となすのトマト煮…58
とうもろこしのピラフ…59
お豆いも…60
ひたし豆…61

疲労

カリカリ豚のサラダ…64
うなぎとにんにくの芽の炒めもの…66
豚肉としいたけのガーリックライス…68
さつまいもごはん…70
アンチョビポテト…71
グリルきのこのあえもの…72
さつまいものサラダ…73

ストレス

すずきの酒蒸し…76
すずきのパン粉焼き…78
かきのバターじょうゆごはん…80
グレープフルーツといかのマリネ…82
いかとセロリの炒めもの…83
ピーマンのはんぺん詰め…84
トマトの和風サラダ…85

風邪の引き始め

＜寒気がするとき＞
肉かぼちゃ…92
ねぎととり肉の香菜（シャンツァイ）スープ…94
かぼちゃのミルクぞうすい…96
焼きねぎのしそのせ…97

＜熱っぽいとき＞
ほたてのミントマリネ…98
だいこんのサラダそば…100
だいこんとはくさいの塩こんぶあえ…101

冷え

えびとかぼちゃの香味炒め…104
とり肉のソテー　にら香味だれ…106
えびとかぶのアヒージョ…108
しょうが入りそぼろあんかけうどん…109
蒸しねぎのめんたいソース…110
にらのおひたし　温玉のせ…111

貧血

レバーのから揚げ…114
きくらげと牛肉のオイスターソース炒め…116
レバーのソース焼きそば…118
まぐろのアーモンドソース…119
あさりととうふのうま煮…120
ほうれんそうときくらげのナムル…121

婦人科系の不調

あじのみそムニエル…124
さば缶のたまねぎはさみ焼き…126
納豆スパゲティ…128
さんま缶のうの花いり…129
厚揚げのハッセルバック風…130
納豆ドレッシングのサラダ…131

体にいい"朝ごはん"…44
体にいい"お弁当"…48
体にいい"おやつ"…86
体にいい"鍋"…132
体にいい"晩酌"…136

"体にいいおかず"とは？…2
こんなときにプラス一品！…4
もっと知りたい人のための 薬膳用語集…140
おすすめ食材さくいん…142

この本の表記について

計量の単位
カップ1＝200㎖　大さじ1＝15㎖　小さじ1＝5㎖　㎖＝cc

電子レンジ
加熱時間は500Wのめやす時間です。
600Wなら加熱時間を0.8倍、700Wなら加熱時間を0.7倍にして、ようすを見ながら加熱してください。

グリル
予熱の要・不要は、取扱説明書に従います。

フライパン
フッ素樹脂加工のフライパンを使っています。

だし
特に表記のない場合は、けずりかつお（かつおぶし）でとっただしを使います。市販のだしの素を使う場合は、商品の表示を参考にして、水などでうすめてください。

スープの素
「固形スープの素」と「スープの素」は、ビーフやチキンなどお好みで。「とりがらスープの素」は中華スープの素で代用できます。
商品によって風味や塩分が異なるので、味見をして調整しましょう。

カロリー・塩分
日本食品標準成分表（七訂）をもとに、ベターホームの見解を加えて計算しています。

※本書に紹介したレシピで病気が治るというものではありません。病気のときは、まず医師の判断と治療を受けましょう。

便秘

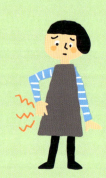

お通じが3日以上あいたら、それは「便秘」。
おなかがはって食欲がなくなるだけでなく、
肌あれや肩こりなど、
さまざまな不調の原因になることもあります。

answer
▶ 栄養学では…

- 便秘解消には食物繊維を含む食材が有効。水溶性の食物繊維は腸内細菌のえさとなって善玉菌を増やし、不溶性の食物繊維は水を吸収して大きくふくらみ、腸を刺激してお通じを促します。
- 乳酸菌などの善玉菌を増やし、腸内環境をととのえることも大切です。

answer
▶ 薬膳では… (くわしい用語の説明はp.140)

- まずは、便秘全般に有効な、お通じをよくする「通便」作用の食材を。
- 便秘の原因には冷えや、ストレスによる「気」のつまりなど、いくつかのタイプがあります。上記に加え、冷えに効く食材(p.102〜)やストレスに効く食材(p.74〜)などを、体調に合わせてとり入れるとよいでしょう。

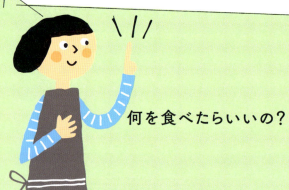

何を食べたらいいの？

おすすめ食材はこれ！

バナナ

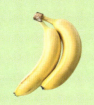

- 栄 食物繊維が豊富（不溶性）
- 薬 通便作用がある

アボカド

- 栄 食物繊維が豊富（水溶性、不溶性）
- 薬 通便作用がある

えのき・しめじ・マッシュルーム

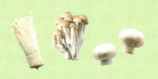

- 栄 食物繊維が豊富（不溶性）
- 薬 通便作用がある

ごま・アーモンド

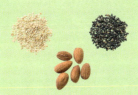

- 栄 食物繊維が豊富（水溶性、不溶性）
- 薬 通便作用がある

ヨーグルト

- 栄 乳酸菌が豊富
- 薬 通便作用がある

こんな点に気をつけよう

- 起きてすぐ水分をとると、便意が起こりやすい。朝は水分と朝食をとり、トイレに行くというリズムを習慣づけましょう。

- 不溶性食物繊維ばかりをとって、水溶性食物繊維が不足すると、便がかたくなって、かえって便秘が悪化することもあります。不溶性と水溶性のバランスは2：1がめやすです。

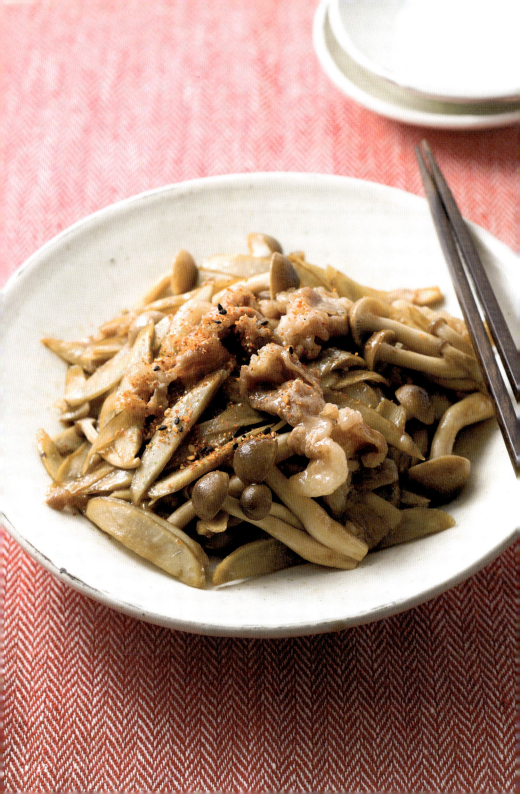

しめじと豚肉の黒酢炒め

便秘には
しめじがおすすめ

お通じをよくする効果があるしめじを、食物繊維たっぷりのごぼうと一緒に炒めました。

材料（2人分）

豚肉*（薄切り）…100g
A ｜ 塩…少々
　　｜ 酒…小さじ1
　　｜ かたくり粉…小さじ1
しめじ…1パック(100g)
ごぼう…100g
ごま油…大さじ1/2
B ｜ 黒酢（または酢）…大さじ1
　　｜ しょうゆ…大さじ1
　　｜ 酒…大さじ1
　　｜ はちみつ…大さじ1
七味とうがらし…少々

＊部位はロースや肩ロースなど。

作り方（調理時間20分）

1　ごぼうは皮をこそげ、縦半分に切って、斜め薄切りにする。しめじは小房に分ける。
2　豚肉は5〜6cm長さに切り、Aを順にもみこむ。Bは合わせる。
3　フライパンにごま油を温め、ごぼうを入れ、中火で2〜3分炒める。少しやわらかくなったら、肉を加えて炒める。
4　肉の色が変わったら、しめじとBを加え、汁気がなくなるまで炒める。器に盛り、七味をふる。

1人分251kcal　塩分1.6g

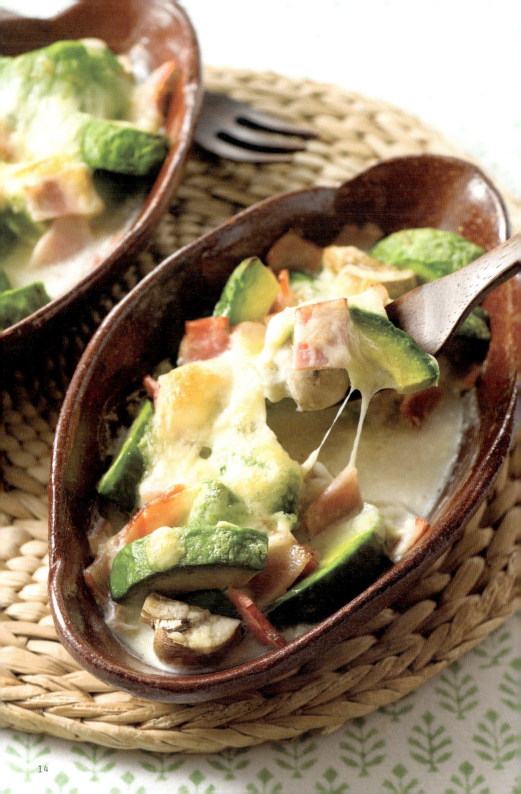

アボカドと マッシュルームの チーズ焼き

便秘には

アボカド、マッシュルームがおすすめ

アボカドは、水溶性の食物繊維が豊富。加熱して食べるのもおいしく、おすすめです。

材料（2人分）
アボカド…1個
マッシュルーム（白）…6個（70g）
ベーコン…2枚（40g）
A｜牛乳…大さじ3
　｜マヨネーズ…大さじ1
　｜塩…少々
ピザ用チーズ…40g

作り方（調理時間15分）

1　アボカドは縦半分に切って、種と皮を除き、3cm長さ、1cm幅に切る。マッシュルームは石づきを除き、4つ割りにする。ベーコンは1cm角に切る。

2　ボールにAを合わせ、1を加えてざっくりとあえる。耐熱容器に入れ、チーズをのせる。オーブントースターで3〜5分、焼き色がつくまで焼く。

1人分348kcal　塩分1.2g

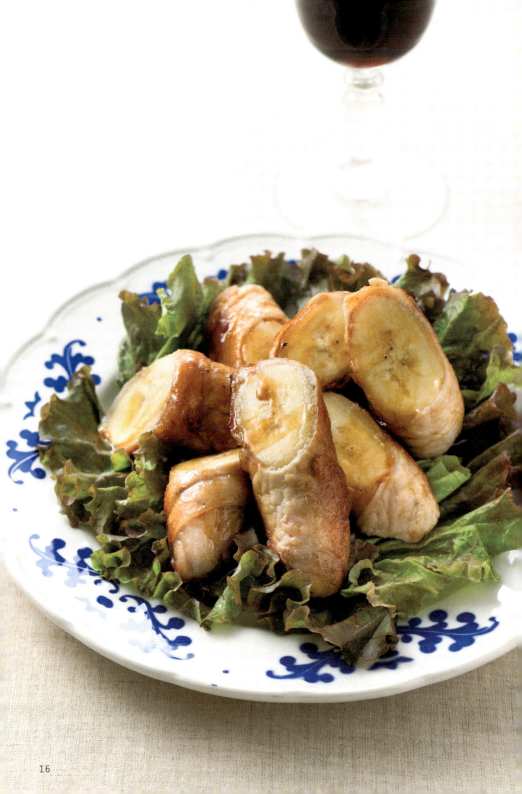

バナナの肉巻き

材料（2人分）
豚しゃぶしゃぶ用肉…6枚（75g）
バナナ…2本
　小麦粉…小さじ1
サラダ油…小さじ1
A ｜ しょうゆ…小さじ2
　 ｜ みりん…小さじ1
サニーレタス…4枚

作り方（調理時間15分）

1　バナナは皮をむく。バナナ1本に、豚肉3枚を巻きつける（下写真）。2本作り、小麦粉をまぶす。
2　Aは合わせる。
3　フライパンに油を温め、1を並べる。弱めの中火でころがしながら、焼き色がつくまで焼く。Aを加え、さっとからめる。
4　器にレタスを手でちぎって敷き、3を食べやすく切ってのせる。

1人分213kcal　塩分0.9g

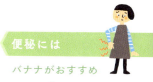

便秘には
バナナがおすすめ

便秘解消の優秀食材・バナナが、肉巻きに変身！ バナナがとろりとして、意外なおいしさです。

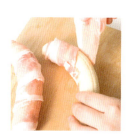

便秘には
アボカドが
おすすめ

食物繊維が多く含まれるアボカドを、パスタにトッピング。梅だれでさっぱり食べられます。

アボカドとわかめの冷製パスタ

材料（2人分）

カッペリーニ…160g
A ┌ 湯…1.5ℓ
　├ 塩…大さじ3/4
　├ こぶ茶…小さじ1
　└ オリーブ油…大さじ1
アボカド…1個
カットわかめ…3g
しらす干し…20g
┌ 梅干し…1個（15g）
└ みりん…大さじ1/2

作り方（調理時間15分）

1. わかめは表示どおりにもどす。アボカドは縦半分に切って、種と皮を除き、1.5cm角に切る。梅干しは種を除いて、果肉を包丁でたたき、みりんと合わせる（梅だれ）。
2. 大きめのボールにAを合わせる。
3. 鍋に分量の湯を沸かし、塩を入れ、カッペリーニを表示どおりにゆでる。氷水にとり、ざるにとって水気をきる。2に加えてよく混ぜる。
4. 器に盛り、まわりにアボカドを並べる。わかめ、しらすをのせ、梅だれをかける。全体をよく混ぜて食べる。

1人分531kcal　塩分3.9g

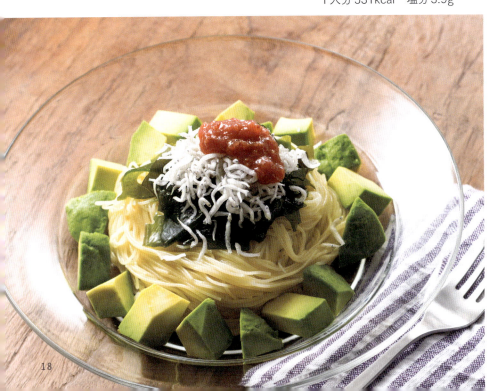

お通じをよくするごまをたくさん使って、濃厚な味わいに。和食にも洋食にも合います。

便秘には
ごま、しめじがおすすめ

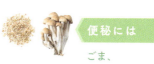

しめじと根菜のごまマヨサラダ

材料（2人分）
- しめじ…1パック（100g）
- ごぼう…80g
- れんこん…80g
- 湯…1ℓ
- 酢…小さじ1
- A
  - マヨネーズ…大さじ2
  - 練りごま（白）…大さじ1
  - 砂糖・しょうゆ・ごま油…各小さじ1
- いりごま（白）…小さじ1

作り方（調理時間15分）

1. ごぼうは皮をこそげ、大きめのささがきにする。れんこんは薄いいちょう切りにする。合わせて水にさらし、水気をきる。しめじは小房に分ける。
2. ボールにAを合わせ、よく混ぜる。
3. 鍋に分量の湯を沸かし、しめじをさっとゆで、とり出す。同じ湯に酢を入れ、ごぼうを加えてゆでる。1分ほどしたら、れんこんを加えて1～2分ゆで、一緒にとり出す。
4. 3の水気をよくきり、2に加えて混ぜる。器に盛り、ごまをふる。

1人分209kcal　塩分0.8g

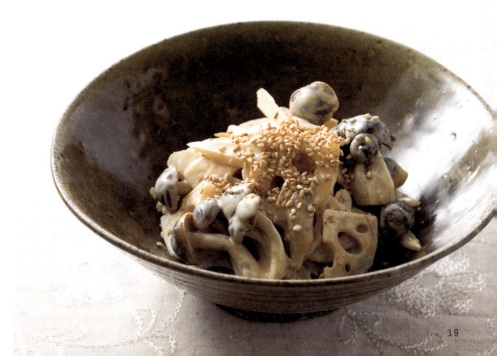

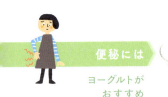

便秘には
ヨーグルトが
おすすめ

「ライタ」はヨーグルトを使ったインドのサラダ。乳酸菌が腸内環境をととのえてくれます。

ライタ風 豆入りヨーグルトサラダ

材料（2人分）

きゅうり…1本
　塩…小さじ1/6
ミックスビーンズ…100g
ハム…2枚
A　プレーンヨーグルト…100g
　塩…小さじ1/4
　レモン汁…小さじ1
　にんにくのすりおろし…少々
カレー粉…少々

作り方（調理時間10分）

1. きゅうりは1.5cm角に切り、塩小さじ1/6をふって約5分おく。しんなりしたら、水気をしぼる。ハムは1cm角に切る。
2. ボールにAを合わせ、1とミックスビーンズを加えてあえる。器に盛り、カレー粉をふる。

1人分155kcal　塩分1.4g

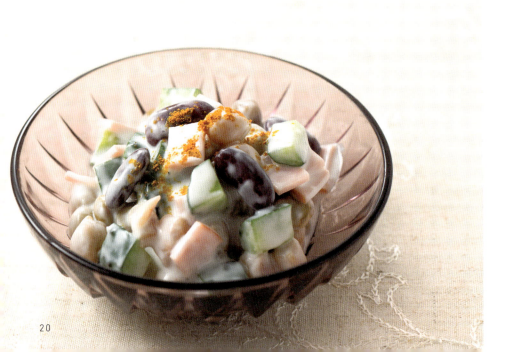

便秘に効くえのきだけを1袋丸ごと使いきり。さっとゆでてあえるだけの、スピートおかず。

便秘には

えのきだけ、
ごまがおすすめ

えのきのごまあえ

材料（2人分）

えのきだけ…1袋(100g)
A｜すりごま(黒)…小さじ2
　｜砂糖…小さじ1
　｜しょうゆ…小さじ1
いりごま(黒)…小さじ1

作り方（調理時間5分）

1　えのきは根元を落とし、長さを半分に切る。鍋に湯を沸かし、えのきをさっとゆでる。ざるにとって、水気をきる。

2　ボールにAを合わせ、えのきを加えてあえる。器に盛り、いりごまをふる。

1人分32kcal　塩分0.5g

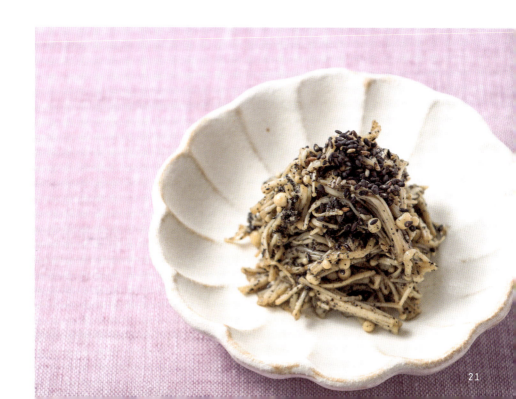

胃腸の不調

（胃もたれ、消化不良、下痢など）

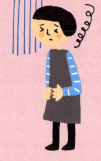

食べすぎや飲みすぎ、冷えなど、
おなかの調子が悪くなる原因はさまざま。
ちょっと調子がおかしいなと感じたときは、
何を食べたらよいのでしょう？

answer
▶栄養学では…

- 胃腸の負担を減らし、消化によいものを。低脂肪のとうふや赤身肉、繊維の少ない野菜が適しています。
- だいこんや長いもに含まれる消化酵素には、消化を助ける働きがあります。キャベツなどに含まれる消化酵素のビタミンUは、胃の粘膜の修復を助けます。

answer
▶薬膳では… (くわしい用語の説明はp.140)

- 消化吸収をコントロールする「脾（ひ）」や「胃」が弱っていると考えられます。それぞれの働きを助ける食材や、消化を促進する食材をとりましょう。
- 梅干しなどの酸味のある食材には、下痢を止める効果があるといわれています。

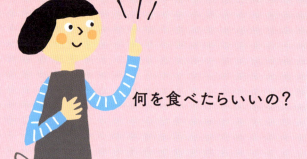

何を食べたらいいの？

おすすめ食材はこれ！

だいこん

㊮ 消化酵素を含む
㊙ 消化吸収を助ける

オクラ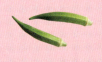

㊙ 消化吸収を助ける

やまのいも（長いも）

㊮ 消化酵素を含む
㊙ 消化吸収を助ける

キャベツ

㊮ 消化酵素（ビタミンU）を含む
㊙ 消化吸収を助ける

りんご

㊮ 消化酵素を含む
㊙ 消化吸収を助ける

こんな点に気をつけよう

- 下痢をして痛みがあるときは、無理に食べず、早めに病院へ。ただし、脱水症状にならないよう、水分補給は忘れずに。

- 食物繊維や脂肪が多いもの、辛いものはNG。

- 食べ方も大切です。ゆっくりよくかんで食べ、食後は休息をとりましょう。

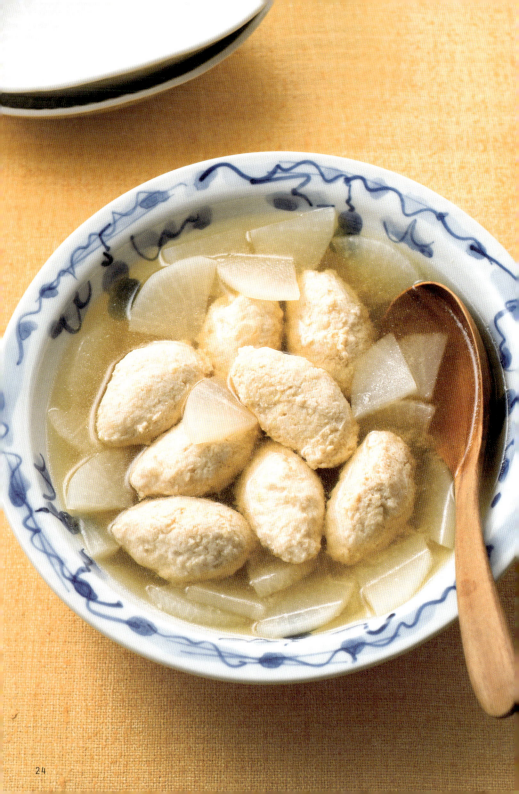

だいこんと
とりだんごのスープ煮

胃腸の不調には

だいこんがおすすめ

だいこんは消化酵素を含み、弱った胃腸に◎。だんごには低脂肪のとりひき肉を使います。

材料（2人分）

とりひき肉…150g
A｜ねぎ…10cm
　｜しょうが…1かけ（10g）
　｜とき卵…1/2個分
　｜みそ…小さじ2
かたくり粉…大さじ1/2
だいこん…200g
水…500ml
固形スープの素…1個
B｜酒…大さじ1
　｜しょうゆ…小さじ1/2

作り方（調理時間20分）

1　ねぎ、しょうがはみじん切りにする。だいこんは5mm厚さのいちょう切りにする。

2　ボールにひき肉とAを合わせ、ねばりが出るまでよく混ぜる。かたくり粉を加え、さらに混ぜる。

3　鍋に分量の水とだいこんを入れ、火にかける。煮立ったらスープの素を加え、2をスプーンで形作って落とし入れる（下写真）。再び煮立ったらアクをとり、ふたをずらしてのせ、弱めの中火にして7〜8分煮る。Bを加えて火を止める。

1人分208kcal　塩分1.8g

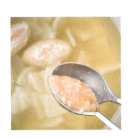

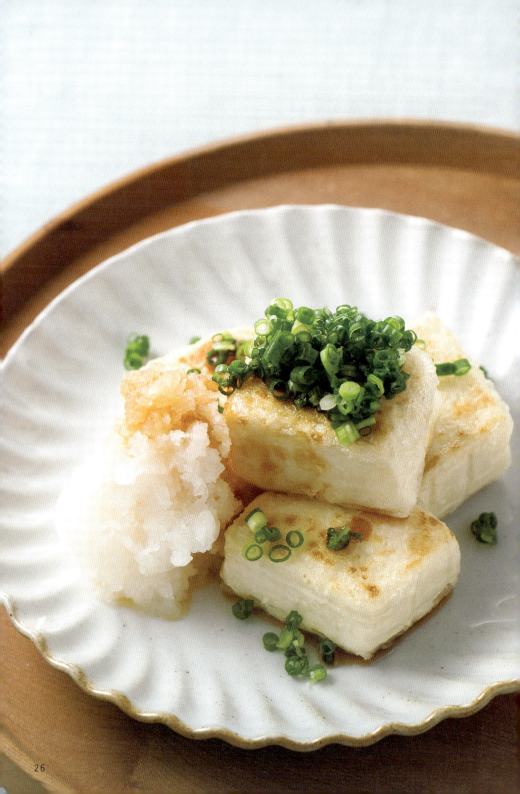

とうふのおろしぽん酢

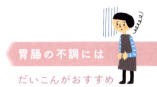

胃腸の不調には
だいこんがおすすめ

材料(2人分)
とうふ(絹)…1丁(300g)
　　かたくり粉…大さじ2
サラダ油…大さじ1
だいこん…300g
万能ねぎ…3本
ぽん酢しょうゆ…大さじ2

だいこんおろしを、消化のよいとうふに添えました。とうふはかたくり粉をまぶしてカリッと焼きます。

作り方(調理時間15分)

1　とうふは8等分に切る。皿などで重しをして、10分ほどおいて水気をきる。

2　だいこんはすりおろし、ざるにとって自然に水気をきる。ねぎは小口切りにする。

3　フライパンに油を温め、とうふの両面にかたくり粉をまぶして入れる。中火で両面を色よく焼く。

4　器に3を盛ってねぎをのせ、だいこんおろしを添える。ぽん酢をかけて食べる。

1人分211kcal　塩分0.9g

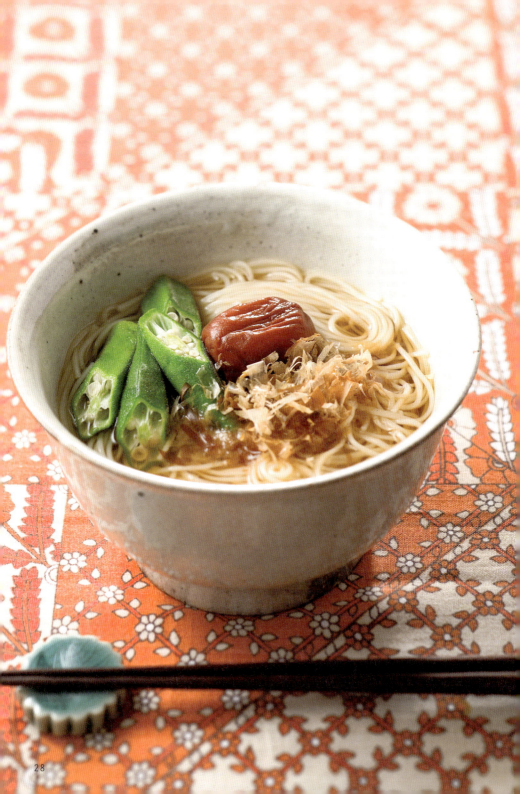

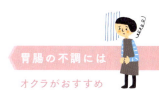

胃腸の不調には

オクラがおすすめ

オクラのにゅうめん

材料（2人分）

そうめん…2束（100g）
オクラ…4本
梅干し…2個（30g）
A｜酒・しょうゆ…各大さじ1
　｜みりん…大さじ1/2
　｜塩…小さじ1/6
＜だし＞
水…600㎖
こんぶ…5g
けずりかつお…10g

オクラには消化を促進する働きがあります。うす味にする分、だしはしっかりとりましょう。

作り方（調理時間15分（こんぶをつける時間は除く））

1　だしをとる。鍋に分量の水とこんぶを入れ、30分以上おく。弱めの中火にかけ、沸騰直前にこんぶをとり出し（下写真）、けずりかつおを加える。再び沸騰したら火を止め、1～2分おいて、ざるでこす。

2　そうめんは表示どおりにゆで、ざるにとる。水で洗い、水気をきる。

3　オクラはがくをむき、3㎝長さの斜め切りにする。鍋にだしとAを合わせて煮立て、オクラを入れて弱めの中火で約1分煮る。

4　そうめんを湯（材料外）でさっと温め、水気をきって器に盛る。3を汁ごとそそぐ。梅干しとけずりかつお少々（材料外）をのせる。

1人分197kcal　塩分4.3g

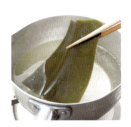

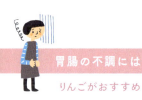

胃腸の不調には
りんごがおすすめ

りんごをたっぷりのせた、おなかにやさしいトースト。バターの量は体調に合わせて加減を。

りんごトースト

材料（2人分）

りんご…1個（300g）
A │ 砂糖…大さじ1
　│ レモン汁…大さじ1
食パン（6枚切り）…2枚
バター…20g
シナモンパウダー…少々

作り方（調理時間15分）

1. りんごは縦4つ割りにし、芯を除いて皮をむく。5mm厚さのいちょう切りにする。耐熱容器に入れてAをまぶし、ラップをかけて、電子レンジで約3分（500W）加熱する。とり出してよく混ぜる。再びラップをかけて、さらに約2分加熱する。

2. パンにバターを塗り、りんごをのせる。オーブントースターで、パンに焼き色がつくまで焼く。シナモンをふる。

1人分324kcal　塩分1.0g

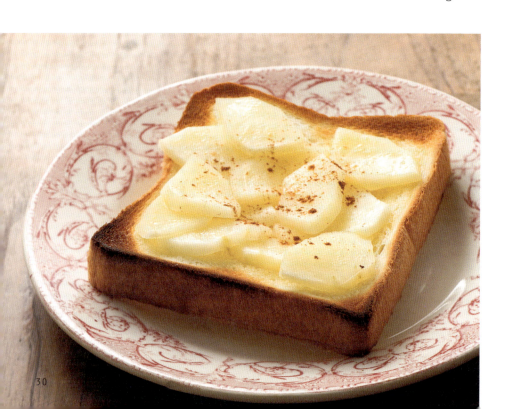

キャベツのビタミンUは胃腸薬にも配合されています。りんごの酸味をいかして、あっさりと。

胃腸の不調には

キャベツ、りんごがおすすめ

キャベツとりんごのコールスロー

材料（2人分）
- キャベツ…200g
  - 塩…小さじ1/2
- りんご…1/3個（100g）
- A
  - 砂糖…小さじ1/3
  - レモン汁…小さじ2
  - こしょう…少々
  - オリーブ油…小さじ2

作り方（調理時間10分）

1. キャベツは5mm幅の細切りにし、塩をふって混ぜる。約5分おき、水気をしぼる。りんごは芯を除き、皮つきのまま5mm厚さの薄切りにしてから、5mm幅の細切りにする。

2. ボールに1を合わせ、Aを加えてよくあえる。すぐに食べられるが、30分ほどおくとよりおいしい。

1人分88kcal　塩分0.6g

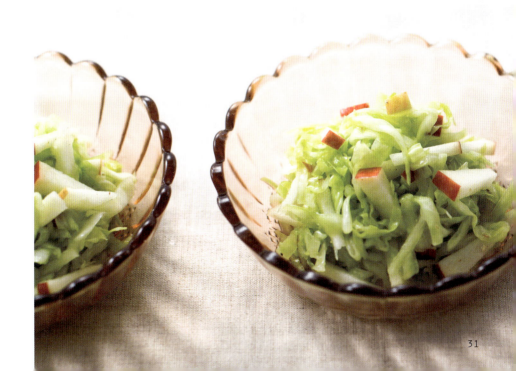

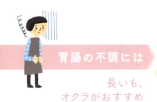

胃腸の不調には

長いも、オクラがおすすめ

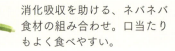

消化吸収を助ける、ネバネバ食材の組み合わせ。口当たりもよく食べやすい。

長いもとオクラのゆかりあえ

材料（2人分）

長いも…150g
オクラ…4本
A ゆかり…小さじ1
　 うすくちしょうゆ*…小さじ1

＊しょうゆ小さじ1/2＋塩少々で代用可。

作り方（調理時間10分）

1 長いもは皮をむく。ポリ袋に入れ、めん棒などでたたいて、ひと口大にする。
2 オクラはがくをむく。耐熱容器に入れ、ラップをかけて、電子レンジで30秒〜1分（500W）加熱する。1cm長さに切る。
3 ボールに長いも、オクラを入れ、Aを加えてあえる。

1人分51kcal　塩分1.0g

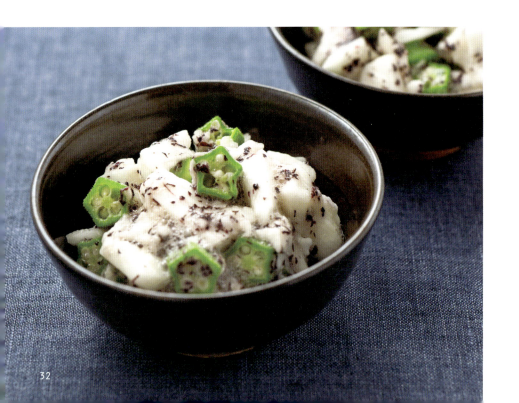

だいこんとりんごが胃腸の働きを助けます。さっぱり食べられる"辛くない"キムチです。

胃腸の不調には

だいこん、
りんごがおすすめ

だいこんとりんごの水キムチ

材料（作りやすい分量）

だいこん…200g
　塩…小さじ1/2
りんご…1/3個（100g）
しょうが…小1かけ（5g）
にんにく…小1片（5g）
赤とうがらし…1本
A｜水…200mℓ
　｜砂糖…大さじ1
　｜酢…大さじ1
　｜塩…小さじ2/3

作り方（調理時間10分（おく時間は除く））

1　だいこんは薄いいちょう切りにする。塩小さじ1/2をふって混ぜ、約5分おいて、水気をしぼる。りんごは芯を除き、皮つきのまま同様に切る。

2　しょうがは皮をこそげてせん切りにする。にんにくもせん切りにする。赤とうがらしは半分に切り、種を除く。

3　ボールにAを合わせ、1、2を加える。冷蔵庫に入れ、半日ほどおく（冷蔵で約3日保存可能）。

全量112kcal　塩分3.6g

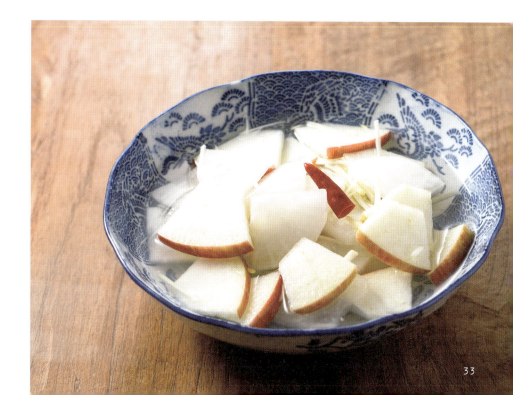

肌あれ・乾燥肌

空気の乾燥に紫外線、睡眠不足。
お肌の敵はいろいろなところにひそんでいます。
化粧品やサプリメントだけに頼らず、
食べもので美肌をめざしましょう！

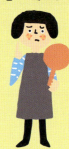

answer

▶ 栄養学では…

- 細胞を作る材料となるたんぱく質をとることが大切。しみやしわを防ぐビタミンCや、肌を正常に保つビタミンAも積極的にとります。
- たんぱく質のひとつであるコラーゲンは、肌のハリや弾力を保つのに欠かせません。ビタミンCには、コラーゲンの合成を助ける働きもあります。

answer

▶ 薬膳では… (くわしい用語の説明はp.140)

- 皮ふとかかわる機能の「肺」をうるおす食材や、体内の水分を生み出す食材をとりましょう。
- いずれも、長いもやれんこん、とうふなど白っぽい色の食材が多いのが特徴です。

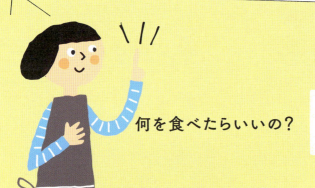

何を食べたらいいの？

おすすめ食材はこれ！

とうふ

- 栄 たんぱく質を含む
- 薬 水分を生む

牛乳・豆乳

- 栄 たんぱく質を含む
- 薬 水分を生む

れんこん

- 栄 ビタミンCが豊富
- 薬 皮ふをうるおす

やまのいも（長いも）

- 薬 皮ふをうるおす

こんな点に気をつけよう

- にきびや吹き出ものがあるときは、ケーキやチョコレートなど、砂糖や脂の多い食べものはひかえましょう。
- たばこやアルコールは、ビタミンCを大量に消費してしまうので注意。

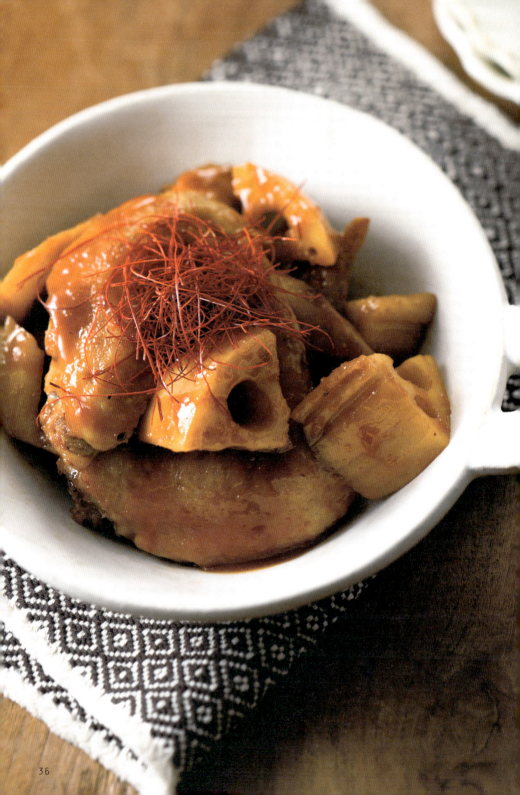

れんこんととり手羽の
コチュジャン煮

肌あれには
れんこんがおすすめ

肌によいれんこんを、とり手羽と一緒に照りよく煮ます。甘辛味で箸が進みます。

材料（2人分）
とり手羽先…4本
れんこん…200g
サラダ油…小さじ1
水…200㎖
A　にんにく…1片（10g）
　　砂糖…大さじ1
　　コチュジャン…大さじ1/2
　　酒…大さじ3
　　しょうゆ…大さじ1・1/2
　　みりん…大さじ1
糸とうがらし（あれば）…少々

作り方（調理時間25分）

1　れんこんは3〜4㎝大の乱切りにする。水にさらして、水気をきる。にんにくはすりおろし、Aを合わせる。

2　深めのフライパンに油を温め、手羽先を皮を下にして並べる。中火で全体に焼き色がつくまで焼く。れんこんを加え、透き通るまで炒める。

3　分量の水とAを加え、煮立ったらアクをとる。ふたをして中火で約15分煮る（時々上下を返す）。煮汁がほぼなくなり、照りが出たら火を止める。

4　器に盛り、あれば糸とうがらしをのせる。

1人分296kcal　塩分2.4g

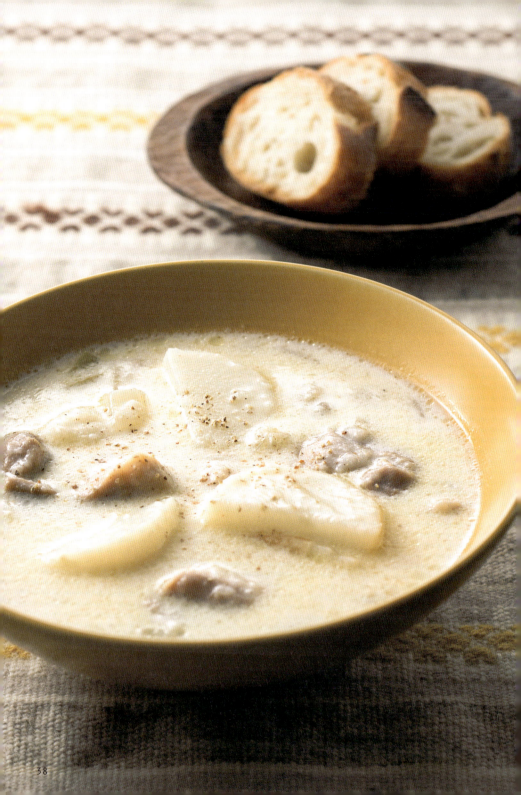

長いもの
ミルクシチュー

肌あれには

長いも、
牛乳がおすすめ

肌あれに効く"白い"食材コンビで。ホワイトソースの代わりに、とろろでとろみをつけます。

材料（2人分）

- とりもも肉…200g
  - 塩・こしょう…各少々
  - 小麦粉…大さじ1
- たまねぎ…1/2個（100g）
- 長いも…250g
- バター…15g
- A | 水…150mℓ
  | 固形スープの素…1個
- 牛乳…200mℓ

作り方（調理時間20分）

1. たまねぎは1cm角に切る。長いもは皮をむいて1/3量をすりおろし（とろろ）、残りは2cm厚さの半月切りまたはいちょう切りにする。
2. とり肉はひと口大に切り、塩、こしょうをふって、小麦粉をまぶす。
3. 深めのフライパンにバターを溶かし、たまねぎ、肉を入れて中火で炒める。肉の色が変わったら、A、半月切りの長いもを加え、約5分煮る（ふたはしない）。
4. 牛乳、とろろを加え（下写真）、ひと煮立ちさせる。塩少々（材料外）で味をととのえる。
5. 器に盛り、こしょう少々（材料外）をふる。

1人分440kcal　塩分1.8g

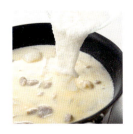

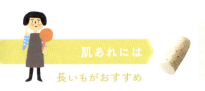

肌あれには 長いもがおすすめ

とろろを加えた生地は、もちもち。ゴーヤとにんじんも、ビタミンが多く、肌によい。

ゴーヤとにんじんのとろろチヂミ

材料（2人分）

- ゴーヤ…70g
- にんじん…30g
  - 塩…小さじ1/3
- 長いも…80g
- A
  - 小麦粉…大さじ4
  - 水…大さじ2
  - マヨネーズ…大さじ1
  - 塩・こしょう…各少々
- ごま油…大さじ1/2

作り方（調理時間15分）

1. ゴーヤは縦半分に切って、種とわたを除き、3mm厚さに切る。にんじんはせん切りにする。合わせて塩小さじ1/3をふり、約5分おく。しんなりしたら、水気をしぼる。
2. 長いもは皮をむき、すりおろしてボールに入れる。Aを加えて泡立器で混ぜる。ゴムべらにかえ、1を加えてさらに混ぜる。
3. フライパンにごま油を温め、2を1/4量ずつ落とし入れる。中火で両面を色よく焼く。

1人分162kcal　塩分0.8g

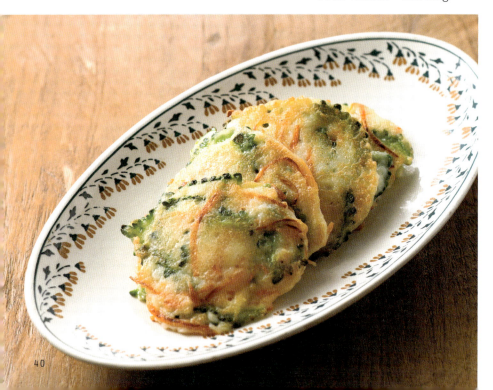

> れんこんには、皮ふをうるおす作用があります。さっと作れるので、あと一品欲しいときに。

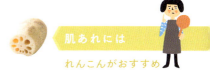

肌あれには れんこんがおすすめ

れんこんのガーリック炒め

材料（2人分）
れんこん…200g
にんにく…1片（10g）
オリーブ油…大さじ1
塩…小さじ1/8
こしょう…少々

作り方（調理時間10分）
1. れんこんは薄い輪切りにする。水にさらして、水気をきる。にんにくは薄切りにする。
2. フライパンにオリーブ油を温め、にんにくを入れて弱火でじっくり炒める。カリッとしたらとり出す。
3. 続けて、れんこんを加え、中火で2〜3分炒める。にんにくを戻し入れ、塩、こしょうで味をととのえる。

1人分 119kcal　塩分 0.5g

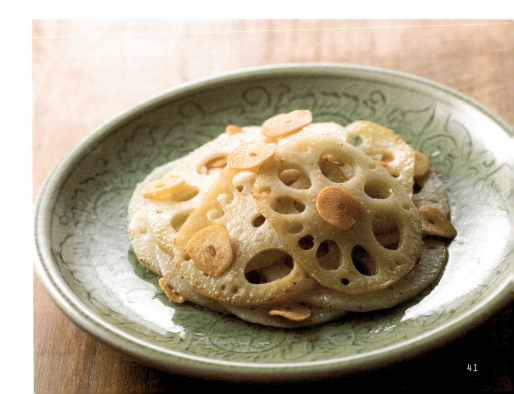

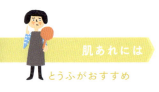

肌あれには とうふがおすすめ

とうふは体内の水分を生み出すといわれます。ビタミンCたっぷりの柿と合わせて、白あえに。

柿の白あえ

材料（2人分）

柿…1個（200g）
とうふ（もめん）…1/2丁（150g）
くるみ（無塩・ローストずみ）
　…20g
A｜練りごま（白）…大さじ1
　｜みりん…大さじ1
　｜塩…小さじ1/6

作り方（調理時間10分）

1　とうふは粗くくずして、耐熱容器に入れる。ラップをかけ、電子レンジで約2分（500W）加熱し、水気をきる。

2　柿は2cm角に、くるみは6〜7mm角に切る。

3　ボールにとうふを入れ、Aを順に加えて、泡立器でよく混ぜる。柿とくるみを加えてざっくりとあえる。

1人分240kcal　塩分0.6g

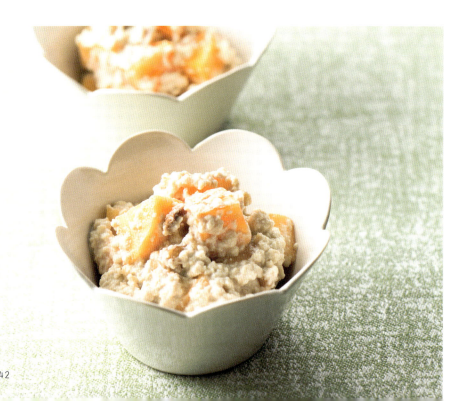

とうふをつぶして、さっぱり味のディップにしました。ビタミン豊富な緑黄色野菜につけてどうぞ。

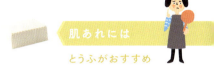

肌あれには

とうふがおすすめ

野菜のとうふチーズディップ

材料（2人分）

- とうふ（絹）…1/3丁（100g）
- クリームチーズ（室温にもどす）…30g
- A
  - 白みそ…小さじ2
  - レモン汁…小さじ1
  - 塩…小さじ1/6
- グリーンアスパラガス…2本
- パプリカ*…1/2個（80g）

＊写真は赤・黄を半量ずつ使用。

作り方（調理時間10分）

1. アスパラガスは、根元のかたい部分の皮をむく。熱湯でゆで、ざるにとって水気をきる。5cm長さに切り、塩少々（材料外）をふる。パプリカは7〜8mm幅に切る。
2. とうふは粗くくずして、耐熱容器に入れる。ラップをかけ、電子レンジで約2分（500W）加熱し、水気をきる。
3. ボールにとうふを入れ、クリームチーズ、Aを順に加え、ゴムべらで混ぜる。器に盛り、1の野菜をつけて食べる。

1人分107kcal　塩分1.1g

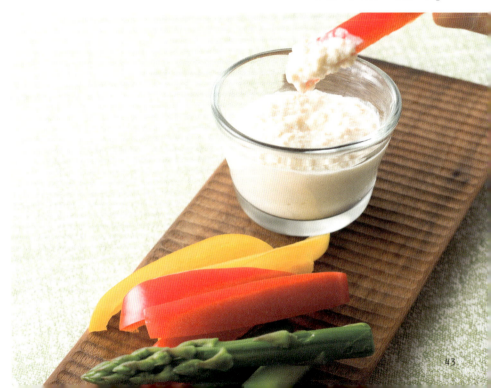

体にいい"朝ごはん"

すこやかな1日は、朝ごはんから。朝こそ、体にいい食材をとりたいものです。

とはいえ、忙しい朝に何品も作るのは大変。無理せず、「トーストやごはんに"ちょいたし"」と考えましょう。意外にラクに続けられますよ。

たとえば…

肌あれ
に効く朝ごはん

- 野菜のとうふチーズディップ（p.43）
- バゲット
- 牛乳

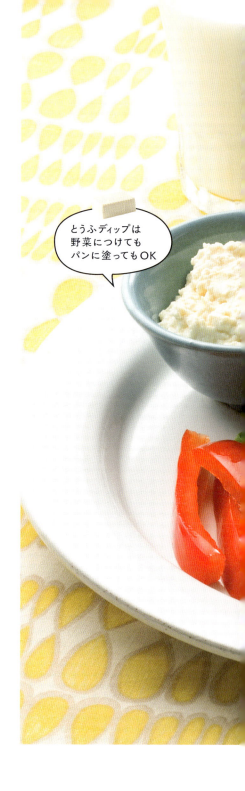

とうふディップは野菜につけてもパンに塗ってもOK

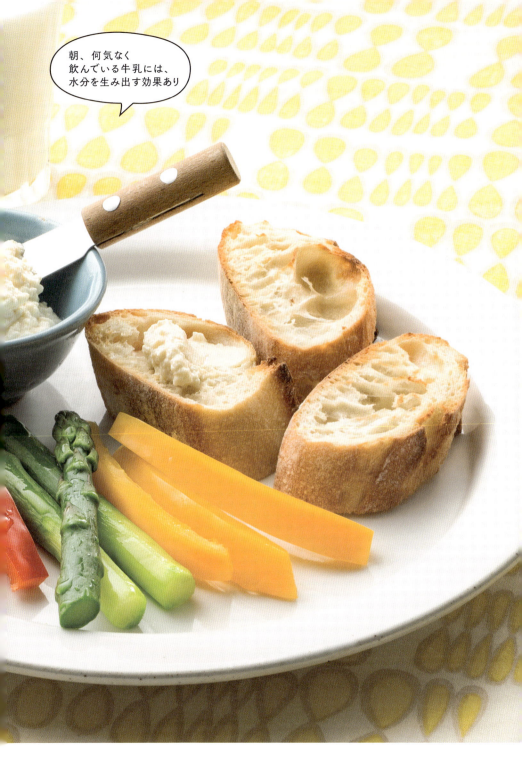

体にいい"朝ごはん"

たとえば…

貧血
に効く朝ごはん

- あさりのスープ
- ほうれんそうと
   きくらげのナムル(p.121)
- 目玉焼き
- ごはん

あさりのスープ

材料(2人分)

あさり水煮缶詰…1缶(130g)
ねぎ(斜め薄切り)…15cm
ごま油…小さじ1
カットわかめ…3g
A | 水…400㎖
  | 酒…大さじ1

作り方(調理時間10分)

1 鍋にごま油を温め、ねぎを中火でさっと炒める。A、あさり(缶汁ごと)、わかめを加え、ひと煮立ちさせる。
2 塩・こしょう各少々(材料外)で味をととのえる。

1人分99kcal　塩分1.3g

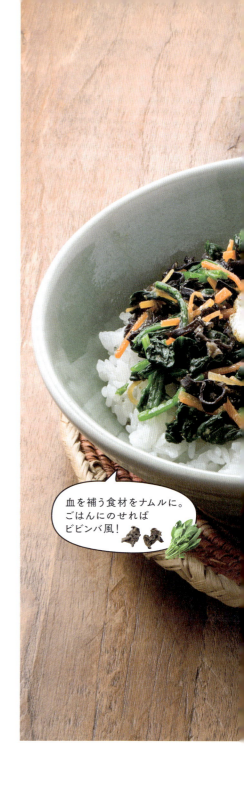

血を補う食材をナムルに。ごはんにのせればビビンバ風!

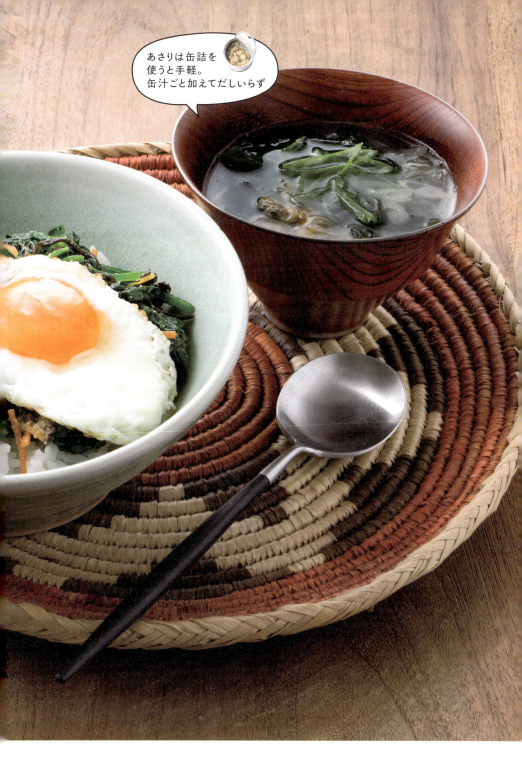

体にいい"お弁当"

お弁当のおかずに悩んだら、体調に合わせて選んでみてはいかがでしょう？

むくみなら豆、ストレスならミニトマトなどを、お弁当箱のすき間にちょこっと入れるのもおすすめ。元気をチャージして、午後からもうひとがんばり！

たとえば…

むくみ
に効くお弁当

- コーンと大豆のとりつくね
  （p.54）
- お豆いも（p.60）
- ゆでいんげん
- ゆかりごはん

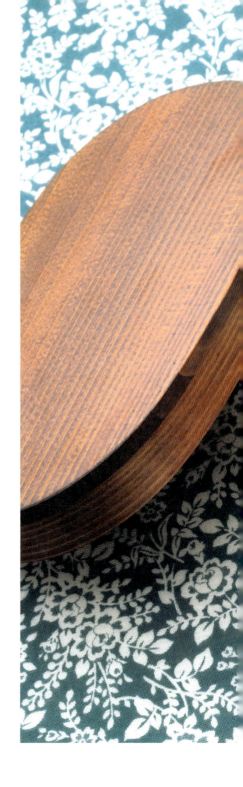

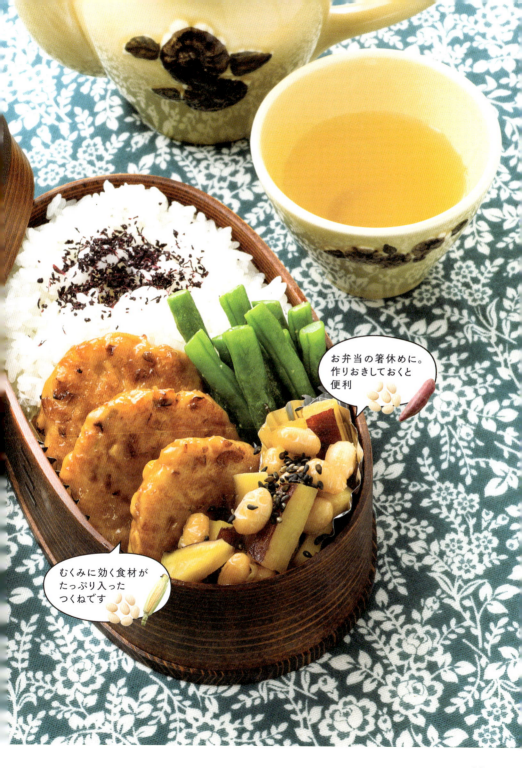

体にいい"お弁当"

たとえば…

ストレス
に効くお弁当

- すずきのパン粉焼き(p.78*)
- ピーマンとにんじんの塩炒め
- ミニトマト
- おにぎり

＊お弁当に入れるときは、材料内Bのにんにくは省くとよい。

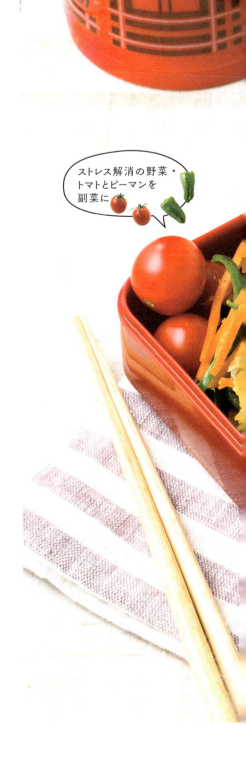

ストレス解消の野菜・トマトとピーマンを副菜に

ピーマンと
にんじんの塩炒め

材料（1人分）

ピーマン…1個
にんじん…20g
サラダ油…小さじ1/2
塩・こしょう…各少々

作り方（調理時間10分）

1 ピーマンとにんじんはそれぞれ5cm長さの細切りにする。
2 フライパンに油を温め、1を中火で炒める。しんなりしたら、塩、こしょうをふる。

1人分31kcal　塩分0.5g

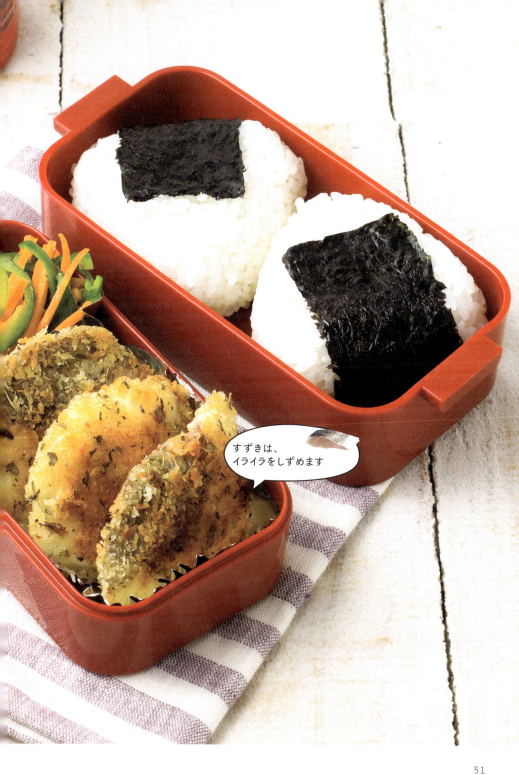

むくみ

夕方になるといつも足がパンパンでだるい…。
女性は男性に比べて筋肉が少ないので、
特にむくみやすいといわれています。
食生活でむくみを改善するには？

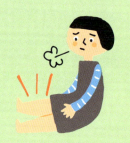

answer
▶ 栄養学では…

- むくみは血液中の水分がもれ出し、細胞の間にとどまった状態。塩分やアルコールのとりすぎ、一時的な血行不良などが原因です。
- カリウムには、ナトリウムの排出を促し、体内の水分量を調整する働きがあります（ただし、腎機能障害のある方はカリウムのとりすぎに注意し、医師の指示に従ってください）。

answer
▶ 薬膳では… （くわしい用語の説明はp.140）

- 薬膳でも、むくみは体内の余分な水分が原因とされます。水分を排出する利尿作用のある食材が効果的。
- 体内の水分のめぐりをコントロールするのは「脾」の機能。この働きをよくする食材も合わせてとるとよいでしょう。

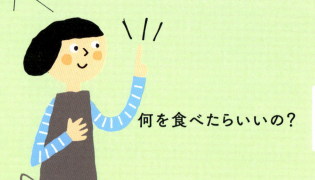

何を食べたらいいの？

おすすめ食材はこれ！

さつまいも	とうもろこし	レタス
	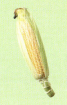	
栄 カリウムが豊富 薬 水分のめぐりをよくする	栄 カリウムが豊富 薬 余分な水分を排出する	栄 カリウムが豊富 薬 余分な水分を排出する

豆類
（大豆・いんげん豆・枝豆など）

栄 カリウムが豊富
薬 水分のめぐりをよくする

こんな点に気をつけよう

- 塩分のとりすぎはひかえて。

- 利尿作用の高い食材には、体を冷やすものが多い。むくみは冷えを伴うことが多いので、加熱調理したり、体を温める食材(p.141)と一緒にとったりして冷えを防ぎましょう。

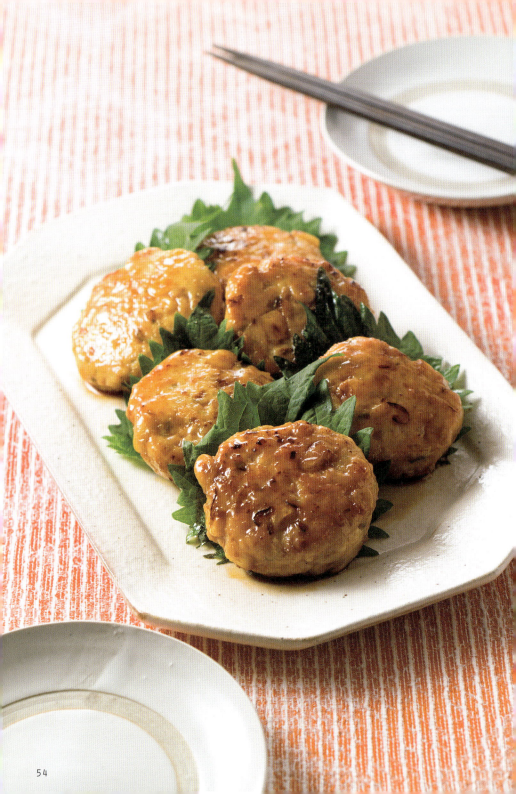

コーンと大豆のとりつくね

むくみには

とうもろこし、大豆がおすすめ

とうもろこしは水分代謝を高め、かつ体を冷やさない優秀食材。大豆と合わせてヘルシーなつくねに。

材料（2人分）

とりひき肉…150g
コーン（ホール）…50g
大豆（水煮）…50g
ねぎ（みじん切り）…10cm
A ｜ とき卵…1/2個分
　｜ しょうが汁…小さじ1
　｜ 塩…少々
かたくり粉…大さじ1
サラダ油…大さじ1/2
B ｜ 砂糖・みりん・しょうゆ・酒・水…各大さじ1
しその葉…6枚

作り方（調理時間20分）

1. ボールにひき肉、ねぎ、Aを入れ、ねばりが出るまでよく混ぜる。コーン、大豆を加えて混ぜる（下写真）。かたくり粉を加えてさらに混ぜる。6等分し、平たい円形にまとめる。

2. フライパンに油を中火で温め、1を並べる。焼き色がつくまで、2〜3分焼く。上下を返し、ふたをして弱火で5〜6分焼く。Bは合わせる。

3. フライパンの脂をペーパータオルでふき、Bを加える。つくねにからめながら、汁気がなくなるまで照りよく煮つめる。しそを添え、器に盛る。

1人分309kcal　塩分2.0g

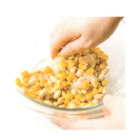

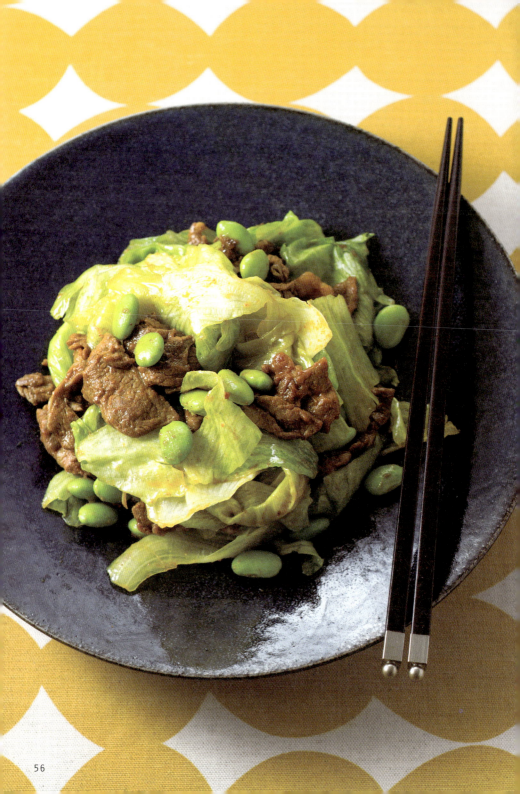

レタスと枝豆の牛肉カレー炒め

むくみには

レタス、枝豆がおすすめ

レタスはむくみによいものの、体を冷やしてしまうので、加熱調理が◎。

材料（2人分）

牛ロース肉（薄切り）…150g
A｜カレー粉…小さじ1
　｜塩…小さじ1/3
レタス…150g
枝豆（さやつき）*…100g
サラダ油…大さじ1/2
B｜酒…大さじ1/2
　｜砂糖…小さじ1
　｜カレー粉…小さじ1
　｜かたくり粉…小さじ1/2
　｜しょうゆ…小さじ1

＊冷凍枝豆でも。解凍して豆をとり出し、作り方2から同様に作る。

作り方（調理時間20分）

1　枝豆は熱湯で4〜5分ゆで、さやから豆をとり出す。
2　レタスは手で大きめにちぎる。牛肉は3cm長さに切り、Aで下味をつける。Bは合わせる。
3　フライパンに油を温め、肉を入れて強めの中火で炒める。肉の色が変わったら、Bを加えてさっと混ぜる。レタスと枝豆を加えてひと混ぜし、火を止める。

1人分335kcal　塩分1.4g

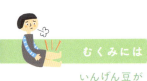

むくみには いんげん豆がおすすめ

豆類にはカリウムが豊富。トマトジュースを使うので、手軽に作れます。

いんげん豆となすのトマト煮

材料（2人分）

- いんげん豆＊（水煮）…100g
- なす…2個（140g）
- たまねぎ…1/2個（100g）
- にんにく…1片（10g）
- ベーコン…4枚（80g）
- オリーブ油…大さじ1
- A｜トマトジュース（有塩）…200㎖
　　｜白ワイン…大さじ2
- B｜砂糖・塩・こしょう…各少々

＊大豆やミックスビーンズでも。

作り方（調理時間20分）

1. なすはへたを落とし、1cm幅の輪切りにする。たまねぎは1cm幅のくし形切りにする。にんにくはみじん切りに、ベーコンは1cm幅に切る。
2. 深めのフライパンにオリーブ油とにんにくを入れ、弱火で炒める。香りが出たら、なす、たまねぎ、ベーコンを加え、中火で炒める。
3. なすがしんなりしたら、いんげん豆とAを加え、ふたをして弱火で約10分煮る。Bで味をととのえる。

1人分 350kcal　塩分 1.4g

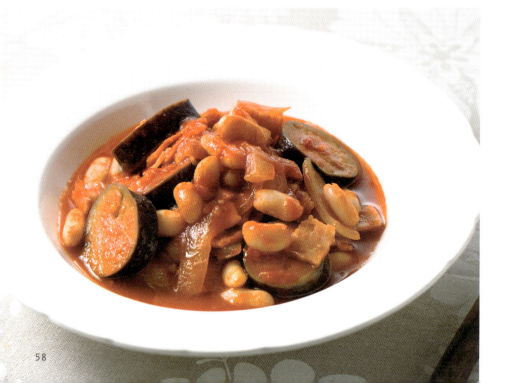

芯と一緒に炊いてうま味UP。
薬効の高いひげはトッピングにして、むだなく使います。

むくみには

とうもろこしがおすすめ

とうもろこしのピラフ

材料（4人分）

とうもろこし…1本（200g）
米…米用カップ2
　　（300g・360㎖）
水…380㎖
A ｜ 塩…小さじ1
　 ｜ オリーブ油…大さじ1
オリーブ油…小さじ1
しょうゆ…小さじ1

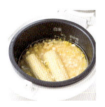

作り方（調理時間10分（米の浸水・炊飯時間は除く））

1　米はといで水気をきり、炊飯器に入れる。分量の水を加え、30分以上浸水させる。

2　とうもろこしは皮をむき、包丁で実をそぎ落とす。皮の内側のきれいなひげと芯はとりおく。ひげは1cm長さに切る。

3　1にAを加えて混ぜ、とうもろこしの実の2/3量と芯をのせて（左写真）、炊く。

4　フライパンにオリーブ油小さじ1を温め、ひげと残りの実を中火で炒める。焼き色がついたら、しょうゆを回しかける。

5　器にごはんをよそい（芯は除く）、4をのせる。

1人分332kcal　塩分1.5g

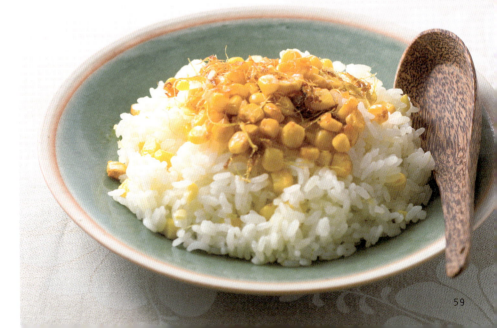

むくみには
さつまいも、大豆がおすすめ

さつまいもと大豆はどちらも体内の水分のめぐりをよくしてくれます。作りおきもOK。

お豆いも

材料（2人分）

- さつまいも…小1本(150g)
- 大豆水煮…60g
- サラダ油…大さじ1/2
- A
  - はちみつ…大さじ1
  - みりん…大さじ1
  - しょうゆ…大さじ1/2
- いりごま（黒）…大さじ1/2

作り方（調理時間15分）

1. さつまいもはよく洗い、皮ごと3〜4cm長さ、1cm角の拍子木切りにする。水にさらして、水気をきる。耐熱容器に入れ、ラップをふんわりかけて、電子レンジで約2分(500W)加熱する。
2. Aは合わせる。
3. フライパンに油を温め、さつまいもと大豆を入れて中火で炒める。油がまわったら、Aを加え、照りが出るまで2〜3分煮からめる。器に盛り、ごまをふる（冷蔵で3〜4日保存可能）。

1人分224kcal　塩分0.8g

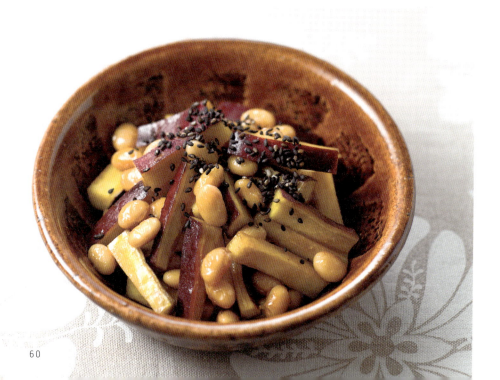

むくみに効く"豆"づくし。本来は青大豆で作りますが、身近な材料でアレンジしました。

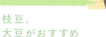

むくみには

枝豆、
大豆がおすすめ

ひたし豆

材料（作りやすい分量）

枝豆（さやつき）*…200g
大豆（水煮）…100g
A ┃ だし…200ml
　┃ うすくちしょうゆ**
　┃ 　…大さじ1
　┃ みりん…大さじ1
しょうが（すりおろす）
　…1かけ（10g）

＊冷凍枝豆でも。解凍して豆をとり出し、作り方2から同様に作る。
＊＊しょうゆ小さじ1＋塩少々で代用可。

作り方（調理時間15分（さます時間は除く））

1 枝豆は熱湯で4〜5分ゆで、さやから豆をとり出す。

2 鍋にA、大豆、枝豆を入れ、火にかける。煮立ったら弱火にし、3分ほど煮る。そのままさます（2〜3時間おくと、味がなじんでよりおいしい。冷蔵で3〜4日保存可能）。

3 器に盛り、しょうがをのせる。

　　　　全量315kcal　塩分2.0g

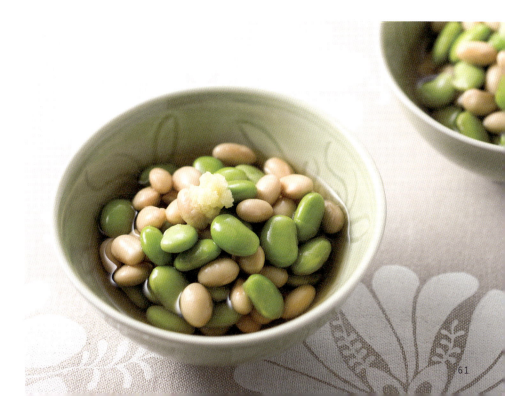

疲労

疲れを翌日まで
もち越すのはよくありません。
しっかり栄養をとってぐっすり眠り、
疲労回復をはかりましょう。

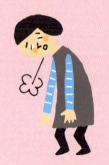

> **answer**
> ▶ 栄養学では…
> - まずはエネルギー源となる炭水化物(糖質)をとりましょう。たんぱく質や脂質に比べて燃焼が速く、食べるとすぐにエネルギーになります。
> - 糖質がエネルギーに変わるには、ビタミンB_1が必要です。また、酢やレモンに含まれるクエン酸も、疲労回復に効果があります。

> **answer**
> ▶ 薬膳では… (くわしい用語の説明はp.140)
> - 疲れがとれない状態は、エネルギーである「気」が不足しているのが原因と考えられます。気を補う作用のある食材をとりましょう。

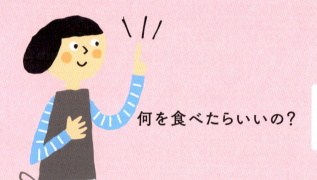

何を食べたらいいの？

おすすめ食材はこれ！

ごはん
- 栄 糖質を含む
- 薬 気を補う

じゃがいも
- 栄 糖質を含む
- 薬 気を補う

さつまいも
- 栄 糖質を含む
- 薬 気を補う

うなぎ
- 栄 ビタミンB_1が豊富
- 薬 気を補う

豚肉
- 栄 ビタミンB_1が豊富
- 薬 気を補う

しいたけ・まいたけ
- 薬 気を補う

こんな点に気をつけよう

- ビタミンB_1は、たまねぎやねぎ、にんにくなどに含まれるアリシンと一緒にとると、吸収がよくなります。

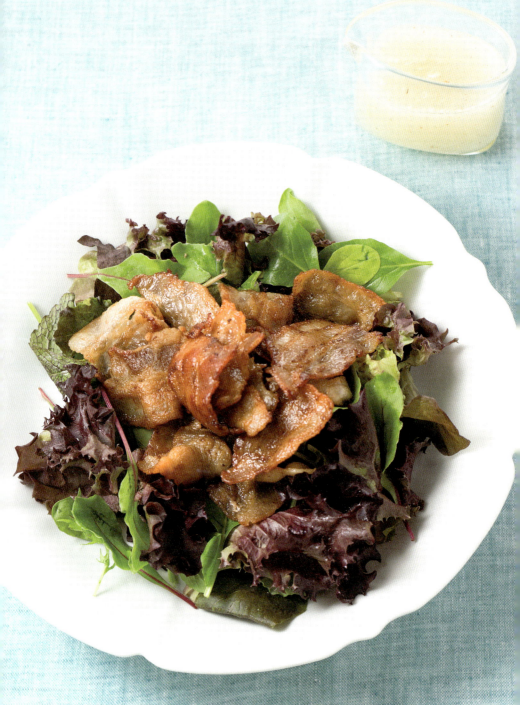

カリカリ豚のサラダ

材料（2人分）
豚ばら肉（薄切り）…150g
ベビーリーフ…50g
＜たまねぎドレッシング＞
たまねぎ…30g
酢…大さじ1
塩…小さじ1/4
砂糖…ひとつまみ
こしょう…少々
サラダ油…大さじ1/2

疲労には

豚肉がおすすめ

カリカリの豚肉とたまねぎドレッシングが相性バツグン。ビタミンB_1の吸収率もUPします。

作り方（調理時間15分）

1　たまねぎはすりおろし、ドレッシングの材料を合わせる。豚肉は3〜4cm長さに切る。
2　フライパンに肉を広げ（油は入れない）、弱めの中火にかける。ペーパータオルで脂をふきながら、両面に焼き色がつき、カリッとなるまで焼く（下写真）。
3　器にベビーリーフを敷き、2をのせる。ドレッシングをかけて食べる。

　　　　　　　　　　　　1人分311kcal　塩分0.7g

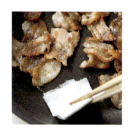

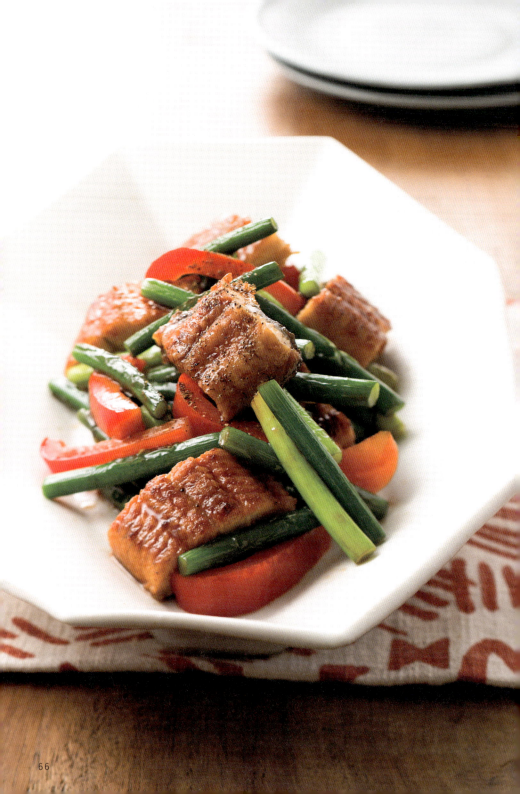

うなぎとにんにくの芽の炒めもの

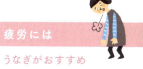

疲労には
うなぎがおすすめ

元気になるにはやっぱりうなぎ！ にんにくの芽と炒めて、スタミナ満点のおかずに。

材料（2人分）

うなぎのかば焼き…100g
にんにくの芽…1束(100g)
パプリカ(赤)…1/2個(80g)
サラダ油…大さじ1/2
塩…小さじ1/8
酒…大さじ1
かば焼きのたれ…大さじ1
粉山椒（ざんしょう）…少々

作り方（調理時間15分）

1 にんにくの芽は3cm長さに切る。パプリカは長さを半分にして、5mm幅に切る。うなぎは1.5cm幅に切る。

2 フライパンに油を温め、にんにくの芽とパプリカを入れる。強めの中火で1〜2分炒め、塩をふる。

3 うなぎを加え、酒をふって炒め合わせる。かば焼きのたれを加えて、ひと混ぜする。器に盛り、粉山椒をふる。

1人分224kcal　塩分1.6g

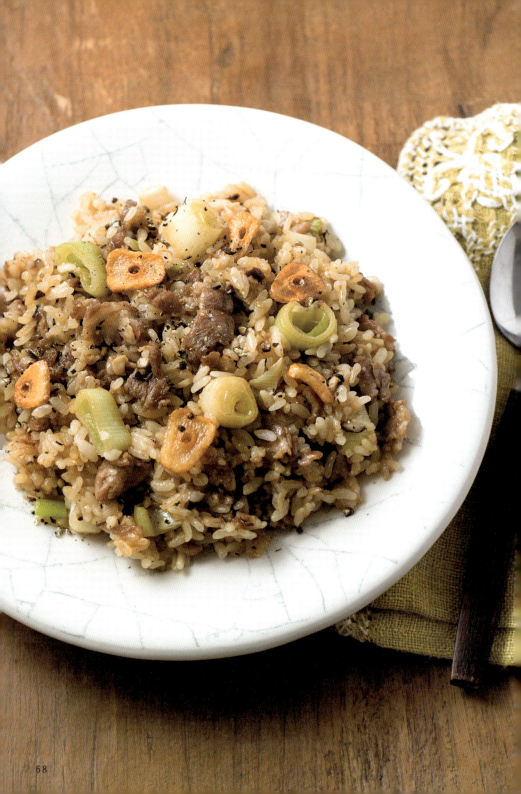

豚肉としいたけの
ガーリックライス

疲労には

豚肉、
しいたけ、
ごはんがおすすめ

疲れに効く食材がたっぷり。市販の焼き肉のたれで、かんたんに作れます。

材料（2人分）

豚肩ロース肉（薄切り）…150g
　焼き肉のたれ（市販）…大さじ3
しいたけ…4個
ねぎ…1本
にんにく…2片（20g）
温かいごはん…300g
サラダ油…大さじ1
しょうゆ…小さじ1
黒こしょう…少々

作り方（調理時間20分）

1　豚肉は1cm幅に切り、焼き肉のたれに10分ほどつける。

2　しいたけは石づきを除き、粗みじん切りにする。ねぎは1cm幅の小口切りにする。にんにくは半量を薄切りに、残りはみじん切りにする。

3　フライパンに油と薄切りのにんにくを入れ、弱火にかける。香りが出て焼き色がついたら（下写真）、にんにくをとり出す。

4　続いてみじん切りのにんにくを入れ、弱火で炒める。なじんだら、ねぎ、肉（たれごと）を加え、中火で肉の色が変わるまで炒める。しいたけ、ごはんを加えて炒め合わせ、ごはんがパラパラになったら、しょうゆを回し入れて火を止める。

5　器に盛り、3を散らす。黒こしょうをふる。

1人分574kcal　塩分2.7g

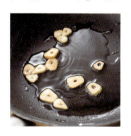

疲労には

さつまいも、
ごはんがおすすめ

いもやごはんに含まれる糖質は燃焼が速く、すぐにエネルギーになります。

さつまいもごはん

材料（4人分）

さつまいも…小1本（150g）
油揚げ…1枚（25g）
米…米用カップ2
　　（300g・360㎖）
水…360㎖
A ｜ 酒…大さじ1
　　みりん…大さじ1
　　塩…小さじ1/2

作り方
（調理時間10分（米の浸水・炊飯時間は除く））

1. 米はといで水気をきり、炊飯器に入れる。分量の水を加え、30分以上浸水させる。
2. さつまいもはよく洗い、皮ごと1.5㎝角に切る。水にさらして、水気をきる。
3. 油揚げは熱湯をかけて油抜きし、縦半分に切ってから、1㎝幅に切る。
4. 1にAを加えて混ぜ、さつまいもと油揚げをのせて炊く。

1人分347kcal　塩分0.7g

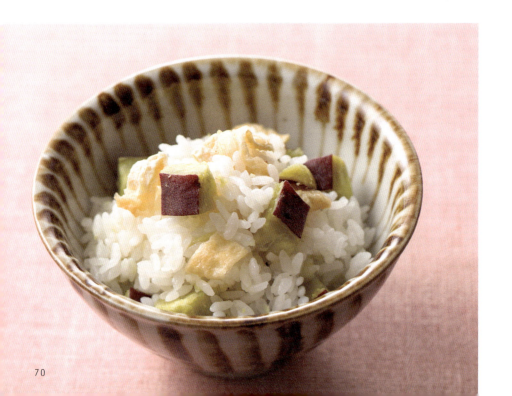

疲れた夜は、いもで元気をチャージ。バル風のおつまみです。

疲労には

じゃがいもがおすすめ

アンチョビポテト

材料（2人分）

じゃがいも…大1個（200g）
にんにく…1片（10g）
アンチョビ…2枚（10g）
アンチョビの油…小さじ2
バジルの葉…2〜3枚

作り方（調理時間15分）

1. じゃがいもは皮をむき、2〜3mm厚さのいちょう切りにする。水にさらして、水気をきる。にんにくは薄切りにする。

2. フライパンにアンチョビの油とにんにくを入れ、弱火にかける。香りが出たら、じゃがいもを加え、中火で5〜6分炒める。いもがやわらかくなったら、アンチョビを加える。アンチョビをつぶしながら炒める。

3. 全体がなじんだら器に盛り、バジルをちぎって散らす。

1人分 120kcal　塩分 0.7g

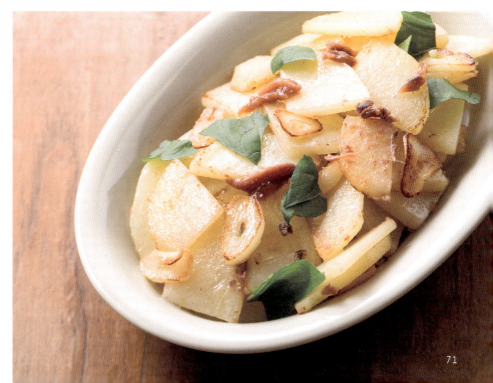

疲労には
しいたけ、
まいたけがおすすめ

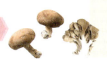

きのこのなかでも、しいたけとまいたけは疲労回復に効果あり。グリルで焼いて香ばしく。

グリルきのこのあえもの

材料（2人分）

しいたけ…5個
まいたけ…1パック（100g）
オリーブ油…大さじ2
A ｜ しょうゆ・酢・みりん
　　…各大さじ1/2
　｜ 塩…ひとつまみ
万能ねぎ…1/2本

作り方（調理時間10分）

1. しいたけは軸を除き、薄切りにする。まいたけは小房に分ける。ねぎは小口切りにする。
2. グリルにアルミホイルを敷く。きのこにオリーブ油をまぶしてのせ、焼き色がつくまで約5分焼く。
3. ボールにAを合わせ、2を加えてあえる。器に盛り、ねぎを散らす。

1人分148kcal　塩分0.9g

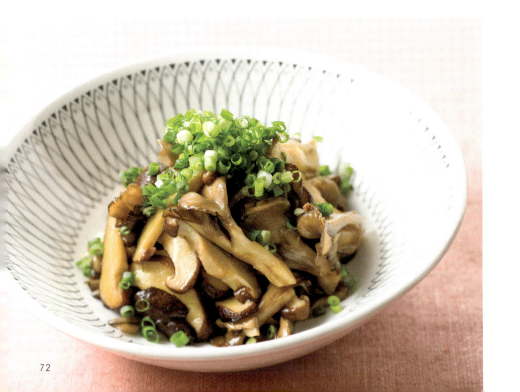

さつまいもは、気を補う食材。炒めたたまねぎとあえるのが、おいしさの秘訣です。

疲労には

さつまいもが
おすすめ

さつまいものサラダ

材料（2人分）

さつまいも
　…小1本(150g)
たまねぎ…1/4個(50g)
オリーブ油…小さじ1
A ｜ 酢…小さじ1
　 ｜ 塩・こしょう…各少々
マヨネーズ…大さじ1
クリームチーズ…15g

作り方（調理時間15分）

1. さつまいもはよく洗い、皮ごと1.5cm角に切る。水にさらして、水気をきる。耐熱容器に入れ、ラップをふんわりかけて、電子レンジで約3分（500W）加熱する（竹串がスッと通ればOK）。
2. たまねぎは粗みじん切りにする。フライパンにオリーブ油を温め、たまねぎを入れて、中火でしんなりするまで炒める。
3. さつまいもを熱いうちにボールに入れ、2（油ごと）、Aを加えて混ぜる。マヨネーズ、クリームチーズを加えてあえる。

1人分197kcal　塩分0.5g

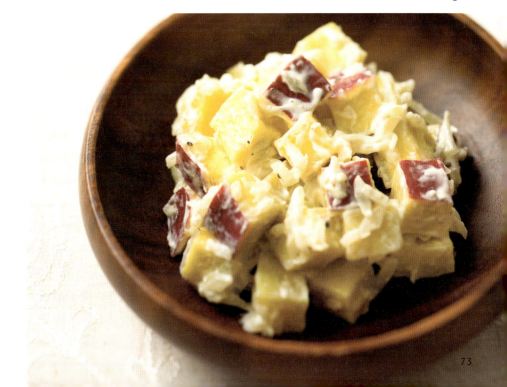

ストレス

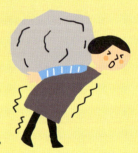

暑さ寒さといった気候の変化から、人間関係まで。
生きていくうえで、ストレスは避けて通れません。
食べもので解消はできませんが、
ストレスに対する体の働きを応援することはできます。

answer
▶ 栄養学では…

- ストレスがかかると、神経伝達物質や抗ストレスホルモンなどが分泌されます。それらのもととなるたんぱく質をしっかりとることが大切。
- 抗ストレスホルモンの合成にかかわるビタミンCや、神経の伝達にかかわるカルシウムも、不足しないように気をつけましょう。

answer
▶ 薬膳では…（くわしい用語の説明はp.140）

- 「気」のめぐりが滞ると、ストレスがたまってしまいます。気のめぐりをよくする食材をとりましょう。
- ストレスの影響を受けやすい「肝」を正常に働かせる食材や、「血(けつ)」を補う食材、不安をやわらげる食材も合わせてとります。

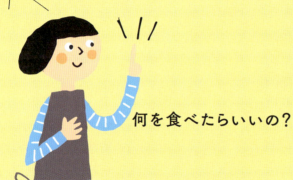

何を食べたらいいの？

おすすめ食材はこれ！

いか
- 栄 たんぱく質を含む
- 薬 血を補う

かき
- 栄 たんぱく質を含む
- 薬 不安をやわらげる

すずき
- 栄 たんぱく質を含む
- 薬 イライラした気持ちを落ち着かせる

トマト
- 栄 ビタミンCが豊富
- 薬 イライラした気持ちを落ち着かせる

ピーマン
- 栄 ビタミンCが豊富
- 薬 気のめぐりをよくする

かんきつ類（グレープフルーツ・みかん・すだちなど）
- 栄 ビタミンCが豊富
- 薬 気のめぐりをよくする

こんな点に気をつけよう

- 辛いものや熱いものは熱を生み、気のめぐりが悪くなります。熱々の鍋料理などは避けましょう。

- たばこやアルコールは、ビタミンCを大量に消費してしまうので注意。

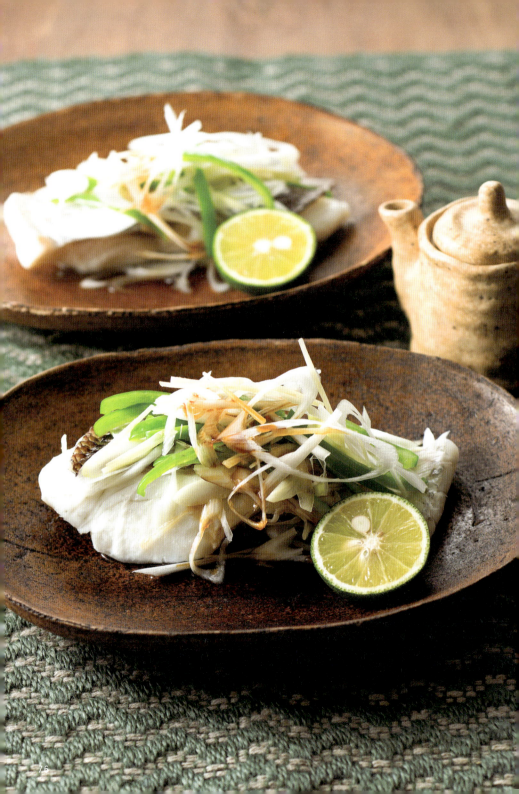

すずきの酒蒸し

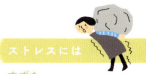

ストレスには

すずき、
ピーマン、
すだちがおすすめ

ストレスに強い体を作るには、たんぱく質が大切。気のめぐりをよくするすだちをしぼり、さっぱりと。

材料（2人分）

すずき *…2切れ（160g）
　塩…少々
ピーマン…1個
ねぎ…1/2本
しょうが…1かけ（10g）
酒…大さじ2
しょうゆ…少々
すだち（半分に切る）…1個

＊たい、さわら、生たらなどでも。

作り方（調理時間15分）

1　すずきは塩をふり、5〜10分おく。
2　ピーマンは種とわたをとって、細切りにする。ねぎは斜め薄切りに、しょうがはせん切りにする。
3　すずきの水気をペーパータオルでふいて耐熱皿に並べ、2をのせる。酒をふって、ラップをかけ、電子レンジで3〜4分（500W）加熱する。しょうゆをかけ、すだちをしぼって食べる（下写真）。

1人分116kcal　塩分0.3g

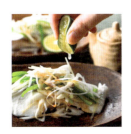

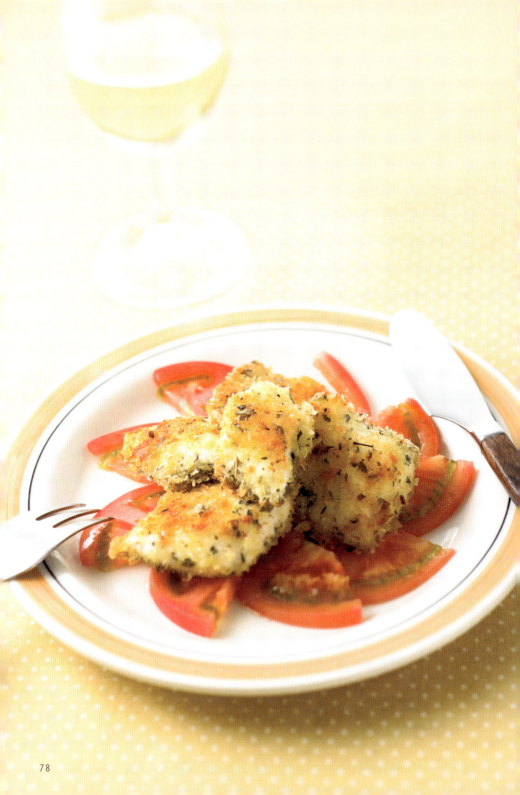

すずきのパン粉焼き

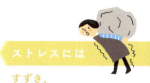

ストレスには

すずき、
トマトがおすすめ

淡泊なすずきを、ハーブパン粉で香りよく。つけあわせのトマトも、イライラをしずめてくれます。

材料（2人分）

すずき*…2切れ（160g）
　塩・こしょう…各少々
A ｜ 小麦粉…大さじ1
　 ｜ 水…大さじ1
B ｜ にんにく…小1片（5g）
　 ｜ パン粉…10g
　 ｜ ミックスハーブ（乾燥）…小さじ1
オリーブ油…大さじ1・1/2
トマト…1個（200g）

＊たい、さわら、生たらなどでも。

作り方（調理時間15分）

1　Aは混ぜる。にんにくはすりおろし、Bを合わせる。トマトは薄い半月切りにする。
2　すずきは1切れを3つに切り、塩、こしょうをふる。A、Bを順にまぶす。
3　フライパンにオリーブ油を中火で温め、2の両面を色よく焼く。
4　器にトマトを敷き、3をのせる。

1人分245kcal　塩分0.5g

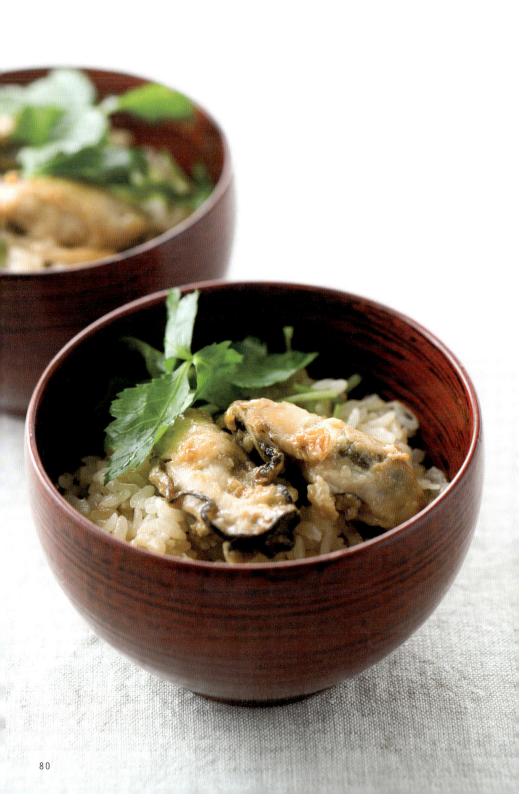

かきの
バターじょうゆごはん

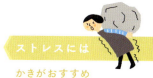

ストレスには

かきがおすすめ

材料（4人分）

かき（加熱用）…200g
　小麦粉…大さじ1
にんにく…1片（10g）
バター…20g
A ｜ しょうゆ…大さじ1
　｜ 酒…大さじ1
米…米用カップ2（300g・360mℓ）
水…360mℓ
しょうが…1かけ（10g）
三つ葉…10g

不安な気持ちを落ち着かせてくれる、かき。一緒に炊きこまないのがふっくら仕上げるコツです。

作り方（調理時間15分（米の浸水・炊飯時間は除く））

1　米はといで水気をきり、炊飯器に入れる。分量の水を加え、30分以上浸水させる。

2　にんにくはみじん切り、しょうがはせん切りにする。三つ葉は葉をつみ、茎は2cm長さに切る。

3　かきは塩水（水200mℓに塩小さじ1の割合・材料外）で洗い、水ですすぐ。ペーパータオルで水気をふき、小麦粉をまぶす。

4　フライパンにバターとにんにくを入れ、弱火にかける。香りが出たら、かきを入れて中火で両面を焼く。身がふっくらして焼き色がついたら、Aを加えてからめ（下写真）、火を止める。かきはとり出し、煮汁はとりおく。

5　1に4の煮汁としょうがを加えて混ぜ、炊く。炊きあがったら、かきの身と三つ葉の茎を加えて軽く混ぜ、ふたをして5分ほど蒸らす。器によそい、三つ葉の葉を飾る。

1人分351kcal　塩分1.4g

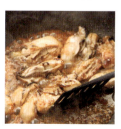

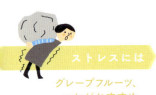

ストレスには

グレープフルーツ、いかがおすすめ

ストレス時に消費されるビタミンCを、グレープフルーツで補給。おしゃれな見た目で気分も上がります。

グレープフルーツといかのマリネ

材料（2人分）

グレープフルーツ…1個
いか（刺身用細切り）…100g
紫たまねぎ…50g
A│ オリーブ油…大さじ1
 │ 塩…小さじ1/8

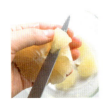

作り方（調理時間15分）

1 紫たまねぎは薄切りにする。グレープフルーツは横半分に切って、中身をくり抜く（皮はとりおく）。ボールの上で果肉をとり出し、果汁を受けてとりおく（左写真）。

2 別のボールに、グレープフルーツの果汁大さじ2とAを合わせる。いか、グレープフルーツの果肉、紫たまねぎを加えてあえる（味をみて、酸味が強いときは砂糖少々（材料外）を加える）。グレープフルーツの皮に盛る。

1人分150kcal　塩分0.6g

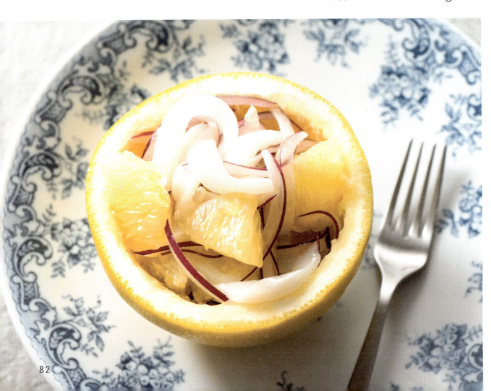

ストレスに効果のあるいかを、さっと炒めます。セロリとの食感の違いを楽しんで。

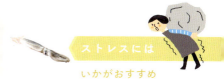

ストレスには
いかがおすすめ

いかとセロリの炒めもの

材料（2人分）

するめいか
　…1ぱい（300g）
セロリ…1本（100g）
たまねぎ…1/4個（50g）
サラダ油…小さじ1
A ｜ 砂糖…大さじ1/2
　｜ しょうゆ
　｜ 　…大さじ1/2
　｜ 酢…大さじ1

作り方（調理時間20分）

1　セロリは斜め薄切りにする。たまねぎは薄切りにする。Aは合わせる。

2　いかは胴と足に分ける。胴は軟骨を除き、足は目の下で内臓と切り離す。胴とエンペラは1cm幅に切る。足は1本ずつに切り分け、長ければ半分に切る。

3　フライパンに油を温め、セロリとたまねぎを入れて中火で炒める。しんなりしたら、いかを加え、さっと炒める。いかの色が変わったら、Aを加えて混ぜる。

4　器に盛り、セロリの葉少々（材料外）を添える。

1人分132kcal　塩分1.3g

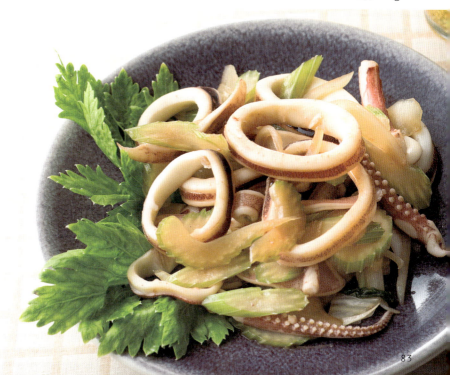

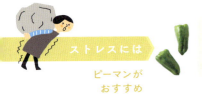

ストレスには ピーマンがおすすめ

肉詰めよりも手軽。食べるのはもちろん、作るときもストレスのない一品。

ピーマンのはんぺん詰め

材料（2人分）
ピーマン…2個
はんぺん…1枚（100g）
A ｜ マヨネーズ…大さじ2
　　｜ 黒こしょう…少々
ピザ用チーズ…30g

作り方（調理時間15分）

1 ピーマンは縦半分に切り、種とわたを除く。
2 ボールにはんぺんを入れ、スプーンでつぶす。Aを加えて混ぜる。4等分する。
3 ピーマンに2を詰め、チーズを1/4量ずつのせる。4個作る。
4 オーブントースターにアルミホイルを敷き、3を並べる。軽く焼き色がつくまで5〜6分焼く。

1人分 193kcal　塩分 1.4g

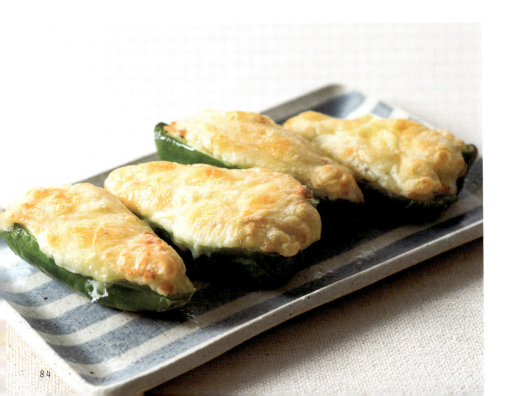

冷やして食べるといっそうおいしい。たっぷりのじゃこをのせて、カルシウムも補えます。

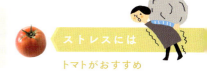

ストレスには
トマトがおすすめ

トマトの和風サラダ

材料（2人分）

トマト…1個（200g）
たまねぎ…1/2個（100g）
しその葉…5枚
A｜酢…大さじ1
　｜しょうゆ…大さじ1/2
　｜砂糖…小さじ2
　｜塩・こしょう…各少々
　｜ごま油…小さじ1
ちりめんじゃこ…10g

作り方（調理時間15分）

1　トマトはひと口大に切る。
2　たまねぎ、しそはみじん切りにし、合わせて水にさらして水気をきる。ボールにAを合わせ、たまねぎ、しそを加えてよく混ぜる。
3　フライパンにごま油大さじ1/2（材料外）を温め、ちりめんじゃこを入れて、弱火でカリッとするまで炒める。
4　器にトマトを盛り、2をかけて、ちりめんじゃこをのせる。

1人分119kcal　塩分1.1g

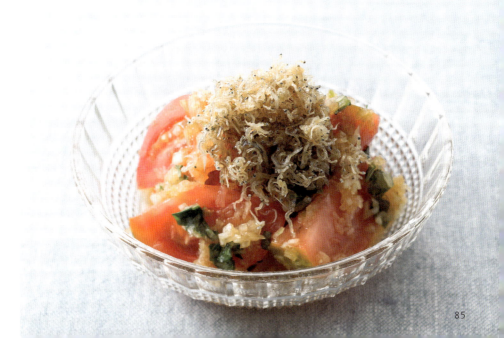

体にいい"おやつ" コンビニ編

忙しくてきちんと料理をする時間がとれない…。そんなときは、"おやつ"で体調をととのえてみませんか？
コンビニで買えるおやつでも、症状に合わせて選べば効果あり。仕事や家事の合間に、ほっとひと息つきましょう。

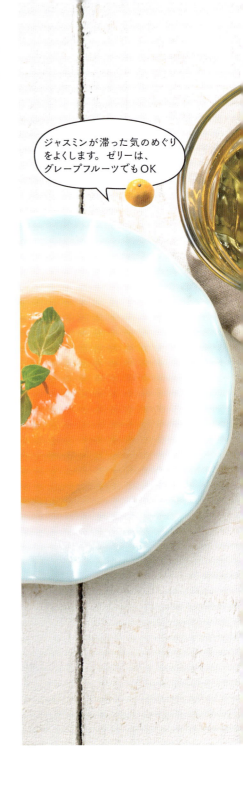

ジャスミンが滞った気のめぐりをよくします。ゼリーは、グレープフルーツでもOK

たとえば…
ストレス
に効くおやつ

・ジャスミンティー
・みかんゼリー（市販）

たとえば…
冷え
に効くおやつ

・しょうが紅茶
・むき甘栗（市販）

たとえば…
貧血
に効くおやつ

・ココア
・レーズン入りクッキーサンド（市販）

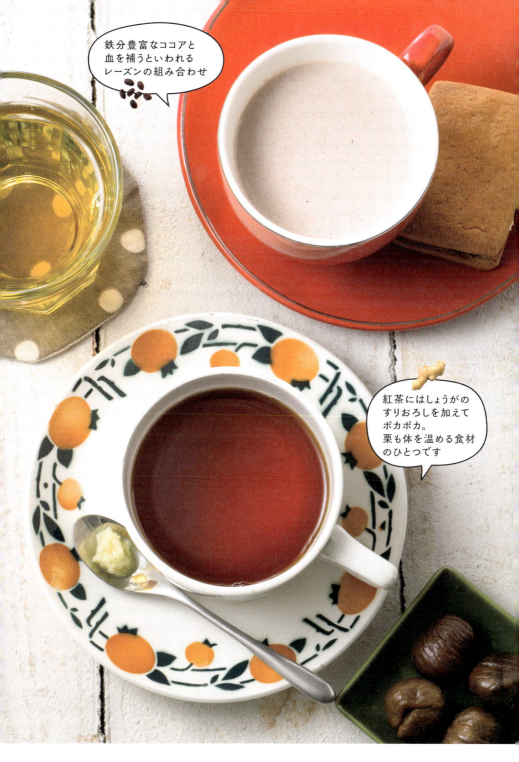

体にいい"おやつ" かんたん手作り編

たとえば…
便秘
に効くおやつ

・バナナのはちみつアーモンド（2人分）

バナナ2本はひと口大に切り、器に並べる。はちみつ大さじ1をかけ、アーモンド（無塩・ローストずみ）15gを粗くくだいてのせる。

1人分 156kcal　塩分 0.0g

・黒ごまヨーグルト（2人分）

プレーンヨーグルト150gを器に盛り、黒豆の甘煮(市販)40g、すりごま(黒)小さじ1をのせる。

1人分 89kcal　塩分 0.2g

たとえば…
婦人科系の不調
に効くおやつ

・黒みつきな粉どうふ（2人分）

小鍋に黒砂糖30gと水小さじ2を入れる。時々鍋をゆすりながら、とろっとするまで弱火にかけ、黒みつを作る。おぼろどうふ1個(300g)を大きくくずして器に盛り、黒みつときな粉大さじ2をかける。

1人分 157kcal　塩分 0.0g

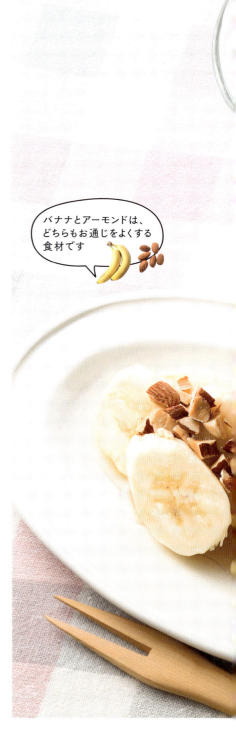

バナナとアーモンドは、どちらもお通じをよくする食材です

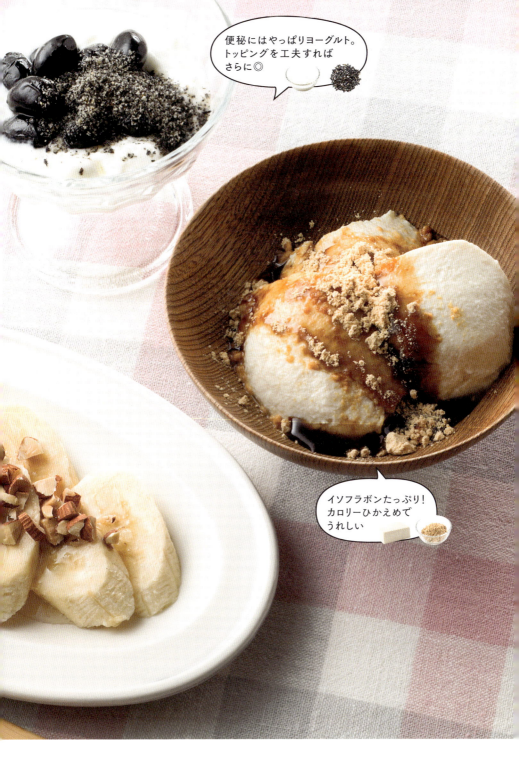

風邪の引き始め

寝不足やストレスで体の抵抗力が落ちると、風邪を引きやすくなります。
「もしかして風邪かな？」と思ったら、悪くなる前に、休息をとり、食事で吹き飛ばしましょう！

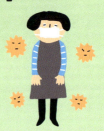

> answer

▶ **栄養学では…**

- のどや鼻の粘膜を強くするビタミンA、ウイルスや細菌に対する抵抗力を高めるビタミンC、血行をよくするビタミンEを合わせてとりましょう。
- 殺菌効果のあるねぎや、消炎作用のあるだいこんも、風邪に効果があります。

> answer

▶ **薬膳では…** （くわしい用語の説明はp.140）

- 風邪に打ち勝つよう、「気」を補う食材をとりましょう。また、香味野菜やハーブには、風邪のウイルスなどを散らして、体内に入れないようにする働きがあるといわれています。
- 上記に加え、寒気がするときは体を温めるものを、熱っぽいときは熱をさますものをとります。

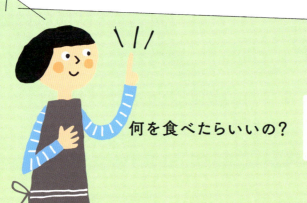

何を食べたらいいの？

おすすめ食材はこれ！

＜寒気がするとき＞

かぼちゃ

- 栄 ビタミンA、Eが豊富
- 薬 気を補う、体を温める

ねぎ

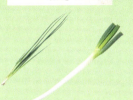

- 栄 殺菌効果がある
- 薬 ウイルスなどを散らす、体を温める

しそ・香菜(シャンツァイ)

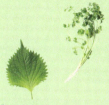

- 栄 殺菌効果がある
- 薬 ウイルスなどを散らす、体を温める

＜熱っぽいとき＞

だいこん

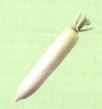

- 栄 消炎作用がある
- 薬 熱をさます

はくさい

- 栄 ビタミンCを含む
- 薬 熱をさます

ミント

- 栄 殺菌効果がある
- 薬 ウイルスなどを散らす、熱をさます

こんな点に気をつけよう

- 食欲が落ちているときは、無理に食べなくてOK。少し食べられるようになったら、おかゆやうどん、スープなど、消化がよく、のどごしのよいものをとって、体力回復をはかりましょう。

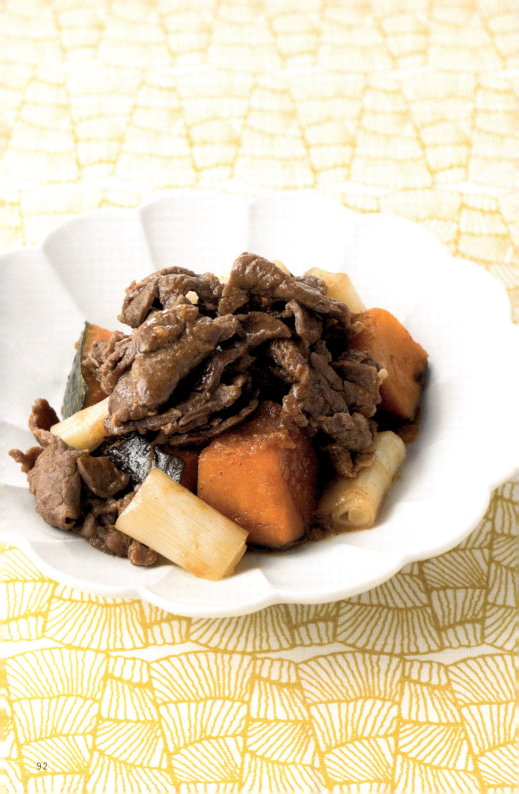

肉かぼちゃ

寒気がするとき

風邪には

かぼちゃ、ねぎがおすすめ

風邪かなと思ったら、肉"じゃが"をかぼちゃにチェンジ。しっかり食べて体力をつけましょう。

材料（2人分）

牛ロース肉（薄切り）…150g
かぼちゃ…250g
ねぎ…1本
A ｜ 水…150㎖
　　　砂糖…大さじ1
　　　しょうゆ…大さじ1・1/2
　　　酒…大さじ1・1/2

作り方（調理時間20分）

1　かぼちゃは種とわたをとり、3～4cm角に切る。ねぎは3cm長さ、牛肉は5cm長さに切る。

2　鍋にAを合わせる。かぼちゃを皮を下にして並べ、あいたところにねぎと肉を入れて、火にかける。煮立ったらアクをとり、ふたをずらしてのせる。中火で約10分、かぼちゃがやわらかくなるまで煮る（途中で一度上下を返す）。

1人分379kcal　塩分2.1g

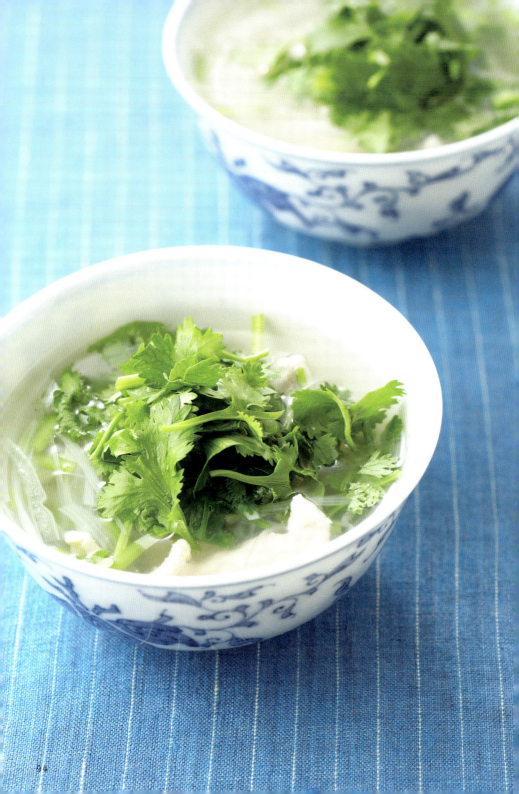

ねぎととり肉の香菜スープ

寒気がするとき

風邪には
ねぎ、香菜がおすすめ

体を温める食材をたっぷり入れました。香菜の量は、好みに合わせて調節しても。

材料（2人分）
とりむね肉…100g
ねぎ…1/2本
にんにく…1片（10g）
A｜水…600ml
　｜酒…50ml
　｜とりがらスープの素…小さじ1
ナンプラー…小さじ2
塩・こしょう…各少々
香菜…2枝

作り方（調理時間20分）

1 ねぎは4cm長さに切る。縦に切りこみを入れて開き、縦に1cm幅に切る。にんにくは包丁の腹でつぶす（刃にふれないように注意）。香菜は1cm長さに切る。

2 とり肉は5〜6cm長さ、5mm幅の細切りにする。

3 鍋に肉とねぎ、にんにく、Aを入れて、火にかける。煮立ったら、あればアクをとり、ふたをずらしてのせ、中火で約5分煮る。ナンプラーを加え、塩、こしょうで味をととのえる。

4 器に盛り、香菜をのせる。

1人分97kcal　塩分2.2g

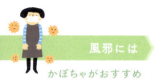

風邪には
かぼちゃがおすすめ

かぼちゃには、風邪の引き始めにとりたいビタミンが豊富。甘味も加わります。

かぼちゃのミルクぞうすい

寒気がするとき

材料（2人分）

- かぼちゃ…150g
- ごはん…150g
- オリーブ油…小さじ1
- A｜水…50㎖
　｜スープの素…小さじ1
- 牛乳…200㎖
- 塩…小さじ1/4
- こしょう…少々
- 粉チーズ…大さじ1・1/2

作り方（調理時間20分）

1. かぼちゃは種とわたをとり、2㎝角に切る。
2. 鍋にオリーブ油を温め、かぼちゃを入れて中火で炒める。油がまわったら、Aを加えてふたをして、弱めの中火で約3分、かぼちゃがやわらかくなるまで蒸し煮にする。
3. ごはん、牛乳を加えて、さらに5〜6分煮る。塩、こしょうで味をととのえる。器に盛り、粉チーズをかける。

1人分 302kcal　塩分 2.0g

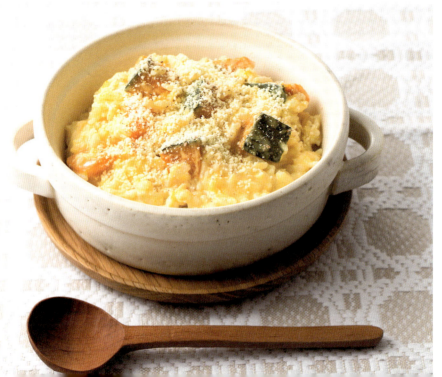

昔ながらの知恵「風邪に焼きねぎ」をアレンジ。ねぎとしそには殺菌作用があります。

風邪には

ねぎ、しそがおすすめ

焼きねぎのしそのせ

寒気がするとき

材料（2人分）

ねぎ…2本
ごま油…小さじ1
酒…大さじ1
A ┃ オイスターソース…小さじ1
　 ┃ みりん…小さじ1
　 ┃ しょうゆ…小さじ1
しその葉…4枚

作り方（調理時間10分）

1　ねぎは5cm長さに切る。しそはせん切りにし、水にさらして水気をきる。Aは合わせる。

2　フライパンにごま油を温め、ねぎを入れる。ころがしながら、中火で焼き色がつくまで焼く。酒を加えてふたをし、弱めの中火で約2分蒸し焼きにする。

3　ふたをとり、Aを加えて全体にからめる。器に盛り、しそをのせる。

1人分52kcal　塩分0.7g

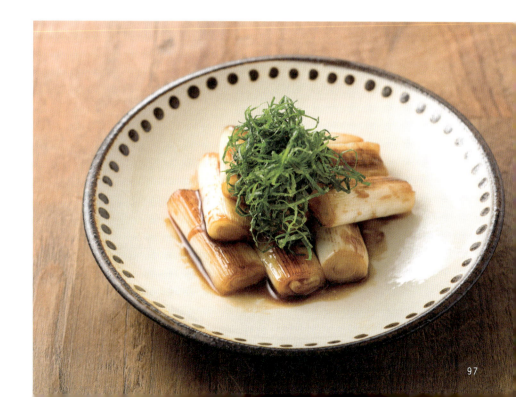

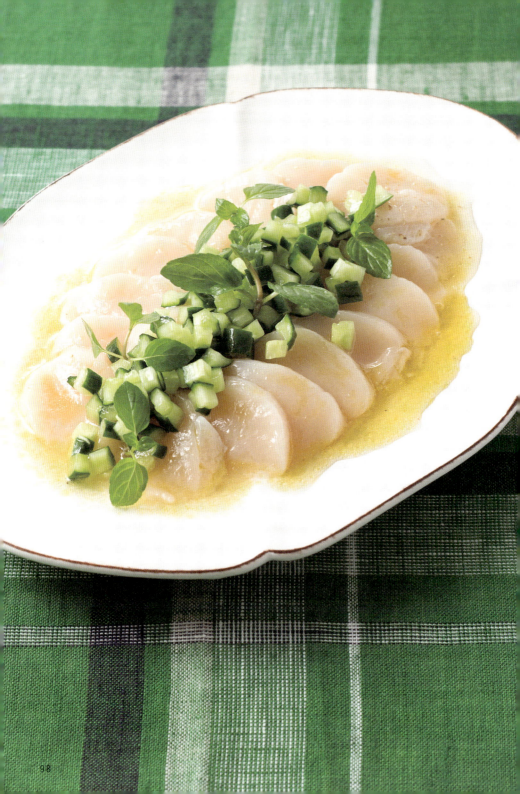

ほたての
ミントマリネ

熱っぽいとき

材料（2人分）
ほたて貝柱（生食用）…6個（150g）
きゅうり…1/2本
　塩…少々
A ｜ 酢…大さじ1
　｜ はちみつ…小さじ1/2
　｜ 塩・こしょう…各少々
　｜ オリーブ油…大さじ1/2
ミント…3〜4枝

風邪には

ミントがおすすめ

ミントは風邪のウイルスを散らすといわれます。マリネにのせて、さわやかに仕上げました。

作り方（調理時間10分）

1　きゅうりは5mm角に切る。塩をふって5分ほどおき、水気をしぼる。

2　ほたては厚みを3等分に切る（下写真）。

3　ボールにAを合わせ、ほたてを加えてあえ、5分ほどおく。器に盛り、きゅうりをのせ、ミントの葉を散らす。

1人分101kcal　塩分0.6g

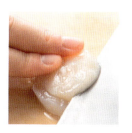

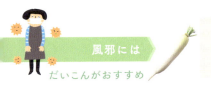

風邪には だいこんがおすすめ

だいこんには消炎作用があり、のどの痛みをやわらげます。ヘルシーでつるっと食べやすい。

だいこんのサラダそば

熱っぽいとき

材料（2人分）
- ゆでそば…1玉（160g）
- だいこん…200g
- かいわれだいこん…30g
- A
  - しょうゆ…大さじ1・1/2
  - みりん…大さじ1
  - 酢…大さじ1/2
  - 砂糖…小さじ1/2
  - ごま油…大さじ1

作り方（調理時間10分）

1. だいこんは5cm長さのせん切りにする。かいわれは根元を落とし、長さを半分に切る。
2. 鍋に湯を沸かし、だいこんをさっとゆでる。とり出してさまし、水気をしぼる。続けて、同じ湯でそばを表示どおりゆでる。水にとって、水気をきる。
3. 大きめのボールにAを合わせ、そば、だいこん、かいわれ（飾り用に少々とりおく）を加えてあえる。器に盛り、とりおいたかいわれをのせる。

1人分220kcal　塩分2.0g

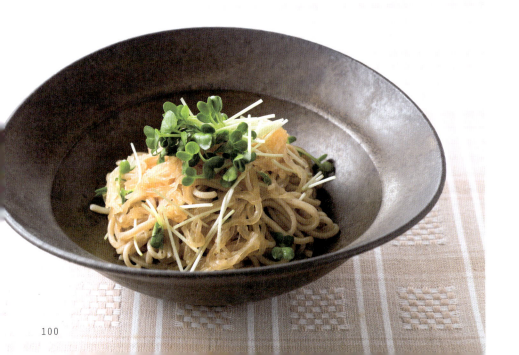

どちらも熱をさますといわれる野菜。熱っぽいかなと思ったときに、すぐに作れます。

風邪には
だいこん、はくさいがおすすめ

だいこんとはくさいの塩こんぶあえ

熱っぽいとき

材料（作りやすい分量）
だいこん…150g
はくさい…150g
塩こんぶ…10g

作り方（調理時間5分）

1 だいこんは、3〜4cm長さ、1cm幅のたんざく切りにする。はくさいは葉と軸を切り分け、葉は1cm幅に切る。軸は4cm長さに切ってから、2〜3mm幅に切る。

2 ボールに1を入れ、塩こんぶを加えてあえる。

全量55kcal　塩分1.8g

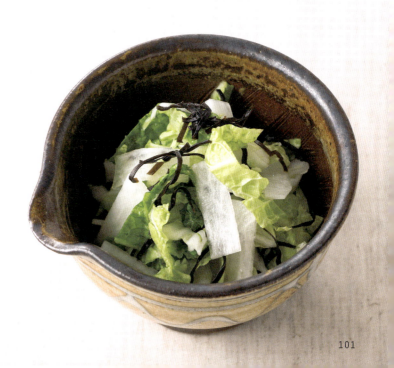

冷え

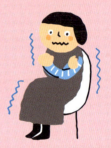

冬はもちろん、夏でも冷えは起こります。
冷房の効いた部屋で、
冷たいものばかり食べていませんか？
冷えは万病のもと。季節を問わず、気をつけたいものです。

answer
▶ 栄養学では…

- 女性に多い末端冷え性は、手足の末梢血管にまで、血液が行き届かないのが原因です。血行を促進するビタミンEをとりましょう。
- ねぎやしょうが、にんにくの辛味やにおいの成分には、体を温める働きがあります。また、たんぱく質は、体温を上昇させるのに役立ちます。

answer
▶ 薬膳では… （くわしい用語の説明はp.140）

- ねぎ、しょうが、にんにくなど、体を温める「温性」の食材をとるのが大原則。
- 「血」のめぐりをよくする食材も一緒にとりましょう。

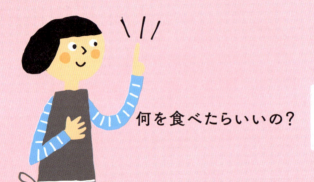

何を食べたらいいの？

おすすめ食材はこれ！

えび
- 栄 たんぱく質を含む
- 薬 体を温める

とり肉
- 栄 たんぱく質を含む
- 薬 体を温める

にら
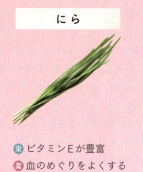
- 栄 ビタミンEが豊富
- 薬 血のめぐりをよくする

ねぎ・にんにく・しょうが
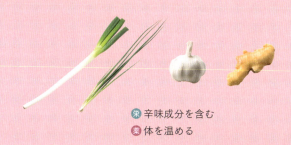
- 栄 辛味成分を含む
- 薬 体を温める

こんな点に気をつけよう

- 体を冷やす食材(p.141)はできるだけひかえましょう。夏野菜や根菜に多いので、特に注意が必要です。加熱調理したり、体を温める食材と一緒にとったりすると、体を冷やす作用がやわらぎます。

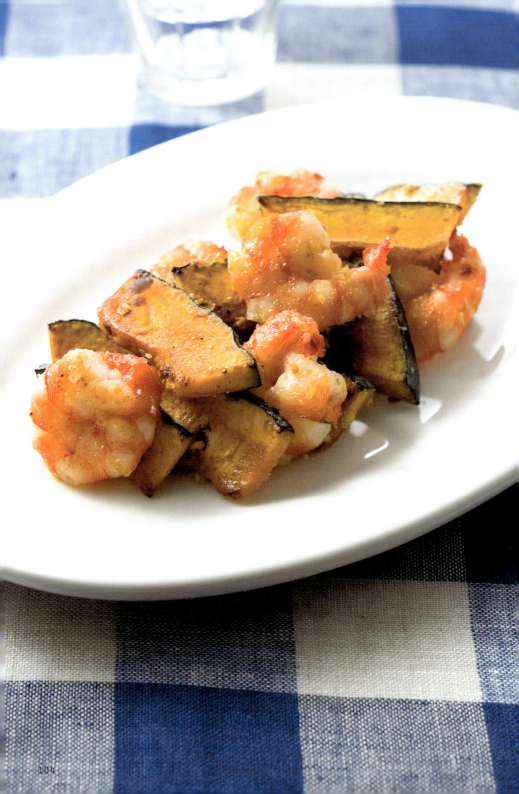

えびとかぼちゃの香味炒め

冷えには

にんにく、しょうが、えびがおすすめ

香味野菜の辛味成分には、体を温める働きがあります。風味がよく、食欲をそそります。

材料（2人分）

- えび（無頭・殻つき）…8尾（120g）
    - 酒…小さじ1
    - かたくり粉…小さじ1
- かぼちゃ…150g
- にんにく…小1片（5g）
- しょうが…小1かけ（5g）
- サラダ油…小さじ2
- 塩・こしょう…各少々

作り方（調理時間20分）

1. かぼちゃは種とわたをとり、7〜8mm厚さのくし形切りにする。耐熱皿にのせ、ラップをかけて、電子レンジで1〜2分（500W）加熱する（竹串を刺してスッと通ればOK）。にんにくとしょうがはみじん切りにする。
2. えびは殻をむき、背わたをとる。酒をふり、かたくり粉をまぶす。
3. フライパンに油小さじ1を温め、えびを入れて中火で両面をカリッと焼く。とり出す。
4. 続けて、油小さじ1をたし、にんにくとしょうがを入れて弱火で炒める。香りが出たら、かぼちゃを加え、中火で軽く焼きつける（下写真）。えびを戻し入れてさっと炒め、塩、こしょうで味をととのえる。

1人分 151kcal　塩分 0.5g

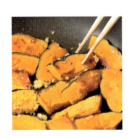

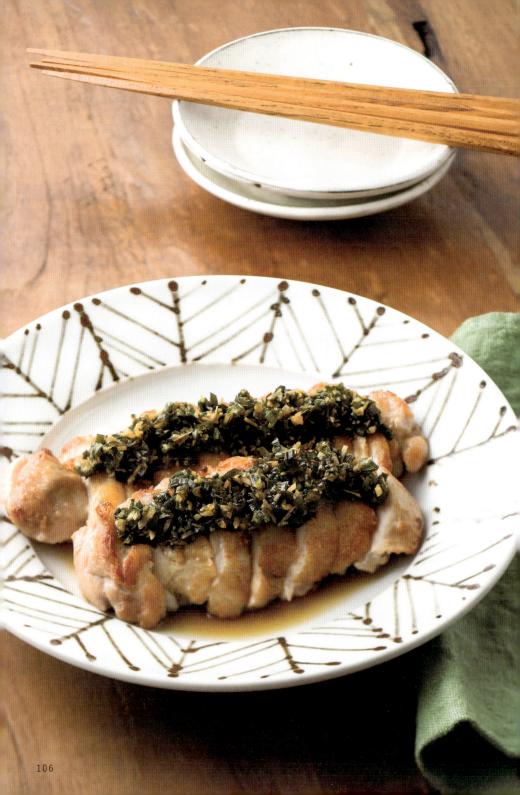

とり肉のソテー にら香味だれ

冷えには

にら、にんにく しょうが、とり肉 がおすすめ

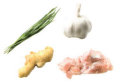

たれの具材は、どれも冷えに効くものばかり。魚や野菜にも合うので、常備しておいても。

材料（2人分）

とりもも肉…1枚（250g）
A ｜ 塩…小さじ1/2
　｜ 酒…小さじ1
サラダ油…小さじ1/2
＜にら香味だれ＞
にら…20g
にんにく…小1片（5g）
しょうが…小1かけ（5g）
しょうゆ…大さじ1
砂糖…小さじ2
酢・みりん・ごま油…各小さじ1

作り方（調理時間20分）

1　にら、にんにく、しょうがはみじん切りにする。耐熱容器に、にら香味だれの材料を合わせ、電子レンジで約2分（500W）加熱する（ラップはしない）。
2　とり肉は半分に切り、Aで下味をつける。
3　フライパンに油を温め、肉を皮目を下にして入れ、中火で焼く。焼き色がついたら裏返し、ふたをして弱めの中火で6〜7分焼く。
4　食べやすく切って器に盛り、たれをかける。

1人分313kcal　塩分2.8g

冷えには

えび、しょうが
にんにくがおすすめ

体を温めるえびとしょうがを加えた熱々のアヒージョで、冷えを吹き飛ばしましょう！

えびとかぶのアヒージョ

材料（2人分）

むきえび…150g
A｜かたくり粉…大さじ1
　｜酒…大さじ1
かぶ…小2個（160g）
B｜にんにく…大1片（15g）
　｜しょうが…1かけ（10g）
　｜赤とうがらし…1本
　｜塩…小さじ1/2
　｜オリーブ油…150㎖
バゲット…適量

作り方（調理時間15分）

1. かぶは茎を少し残して6つ割りにし、皮をむく。にんにく、しょうがは薄切りに、赤とうがらしは半分に切って種をとる。
2. えびはAをもみこんで水で洗い、ペーパータオルで水気をふく。
3. コンロにかけられる器*にBを合わせ、弱火にかける。香りが出たら、かぶを加えて約2分煮る。えびを加えて1〜2分煮る。塩少々（材料外）で味をととのえる（バゲットをオイルにつけて食べるとおいしい）。

＊なければ鍋で同様に作り、器に移す。

1人分673kcal　塩分2.5g

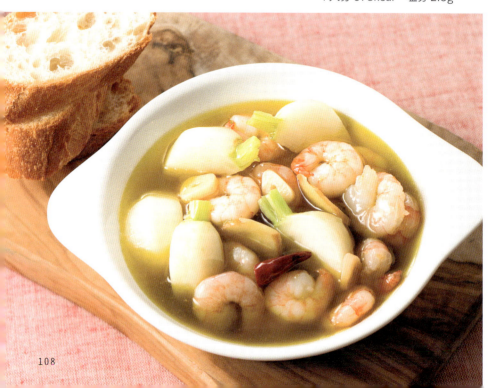

しょうがは加熱すると、効果がさらにUP。やさしい味のあんかけで、体の芯からポカポカに。

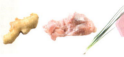

冷えには
しょうが、とり肉、ねぎがおすすめ

しょうが入りそぼろあんかけうどん

材料（2人分）

- とりひき肉…100g
- しょうが…2かけ（20g）
- 冷凍うどん…2玉（400g）
- A
  - だし…600mℓ
  - みりん…大さじ2
  - しょうゆ…大さじ1・1/2
  - 塩…小さじ1/3
- B
  - かたくり粉・水…各大さじ1・1/2
- 万能ねぎ…5本

作り方（調理時間15分）

1. しょうがはみじん切りにする。万能ねぎは小口切りにする。
2. うどんは電子レンジで表示どおりに加熱し、器に盛る。
3. 鍋にAを合わせる。ひき肉としょうがを加えてよく混ぜ、中火にかける。煮立ったらアクをとり、肉の色が変わるまで煮る。Bの水溶きかたくり粉を加えて混ぜ、とろみがついたら火を止める。
4. うどんに3をかけ、万能ねぎをのせる。

1人分393kcal　塩分3.2g

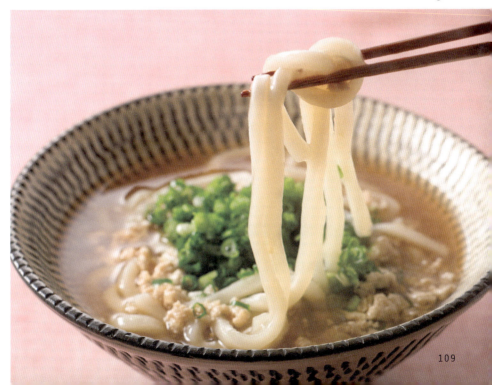

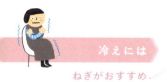

冷えには
ねぎがおすすめ

体を温めるねぎに、血行促進のビタミンEを含むめんたいこをのせました。レンジでチンでOK！

蒸しねぎのめんたいソース

材料（2人分）

ねぎ…1本
<めんたいソース>
めんたいこ…20g
マヨネーズ
　…大さじ1/2
牛乳…大さじ1/2

作り方（調理時間10分）

1. ねぎは4〜5cm長さの斜め切りにする。耐熱皿にのせて、ラップをかけ、電子レンジで約2分（500W）加熱する。
2. めんたいこは薄皮を除き、中身をしごき出す。めんたいソースの材料を合わせる。
3. 器にねぎを盛り、ソースをかける。

1人分45kcal　塩分0.6g

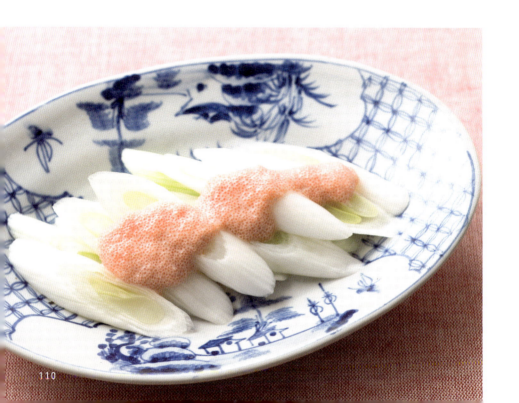

> にらは血のめぐりをよくしてくれます。卵をからめて、マイルドに。

にらがおすすめ

にらのおひたし 温玉のせ

材料（2人分）

にら…1束（100g）
温泉卵（市販）…2個
A めんつゆ（3倍濃縮）
　　…大さじ1
　　水…大さじ3

作り方（調理時間5分）

1 鍋に湯を沸かし、にらを入れてさっとゆでる。水にとって水気を軽くしぼり、3cm長さに切る。
2 器ににらを盛り、温泉卵をのせる。Aを合わせてかける。

1人分96kcal　塩分1.1g

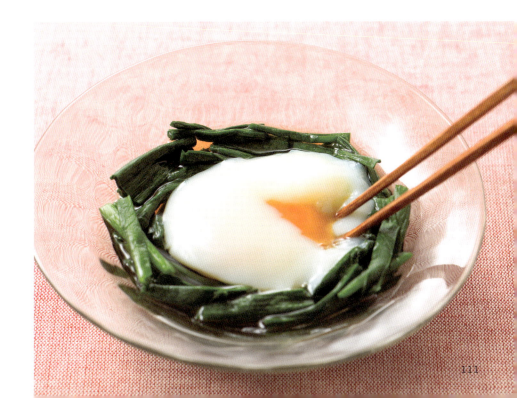

貧血

貧血になると、
めまいや立ちくらみだけでなく、
息が切れたり、疲れやすくなったりすることも。
女性は月経で血液を失うので、
特になりやすいといわれています。

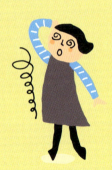

answer

▶ 栄養学では…

- いちばん多い原因は、赤血球の"材料"となる鉄分の不足。まずは鉄分をしっかりとりましょう。動物性食品に多い「ヘム鉄」と、植物性食品に多い「非ヘム鉄」の2種類があります。
- 赤血球を"作る"葉酸とビタミンB_{12}が不足した場合も、貧血になることがあります。

answer

▶ 薬膳では… （くわしい用語の説明はp.140）

- 貧血は「血（けつ）」が不足している状態と考えます。改善するには、血を補う食材を。レバーや貝類、青菜など、鉄分が豊富で、黒っぽい色の食材が多いのが特徴です。

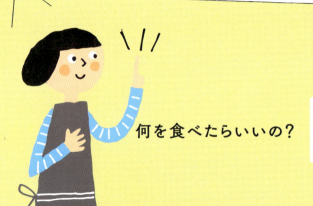

何を食べたらいいの？

おすすめ食材はこれ！

レバー

- 栄 鉄分（ヘム鉄）、葉酸、ビタミンB₁₂が豊富
- 薬 血を補う

まぐろ

- 栄 鉄分（ヘム鉄）が豊富
- 薬 血を補う

あさり

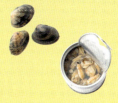

- 栄 鉄分（ヘム鉄）、ビタミンB₁₂が豊富
- 薬 血を補う

ほうれんそう

- 栄 鉄分（非ヘム鉄）、葉酸が豊富
- 薬 血を補う

きくらげ・レーズン

- 栄 鉄分（非ヘム鉄）が豊富
- 薬 血を補う

こんな点に気をつけよう

- 鉄分のうち、体への吸収率が高いのは「ヘム鉄」。「非ヘム鉄」は、ビタミンCや動物性のたんぱく質と一緒に食べると、吸収率がUPします。

- コーヒーやお茶に含まれるタンニンは、鉄分の吸収を妨げるので、一緒にとるのはNG。貧血改善には鉄分を含むココアがおすすめです（p.86）。

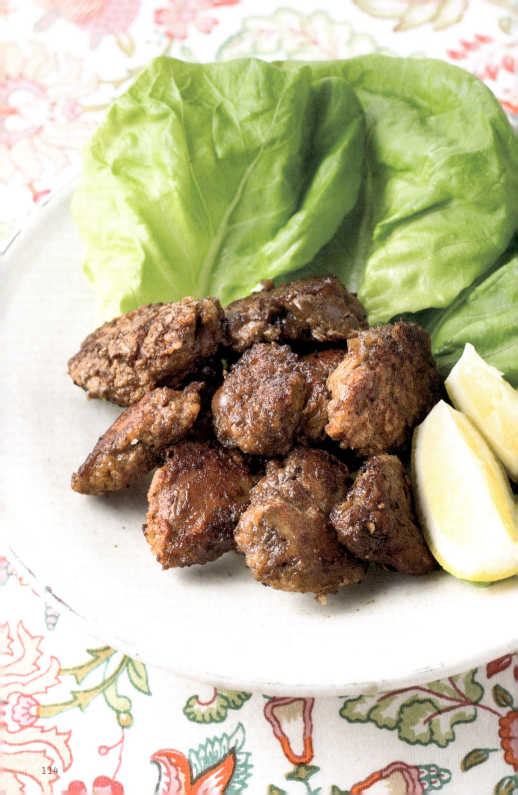

レバーのから揚げ

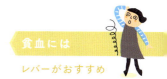

貧血には

レバーがおすすめ

貧血にはやっぱりレバー。酢をもみこんでくさみをとり、しっかり下味をつけるのがポイントです。

材料（2人分）
とりレバー…200g
- 塩…小さじ1
- 酢…大さじ1

A
- しょうゆ…大さじ1
- しょうが汁…小さじ1
- こしょう…少々

かたくり粉…大さじ2
サラダ油…大さじ2
サラダ菜…4枚
レモン（縦半分に切る）…1/4個

作り方（調理時間20分）

1. レバーは脂肪と血のかたまりを除き（写真a）、3〜4cm大に切る。水で洗い、水気をきる。塩、酢をよくもみこみ（写真b）、もう一度水で洗う。水気をきり、ペーパータオルで水気をふく。
2. ボールにAを合わせ、レバーを入れてよくもみこむ。10分ほどおく。汁気をきり、かたくり粉をまぶす。
3. フライパンに油を温め、レバーを入れる。中火で全面をカリッとするまで揚げ焼きにする。器に盛り、サラダ菜を添える。レモンをしぼって食べる。

1人分272kcal　塩分1.3g

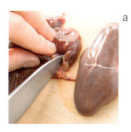
a

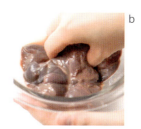
b

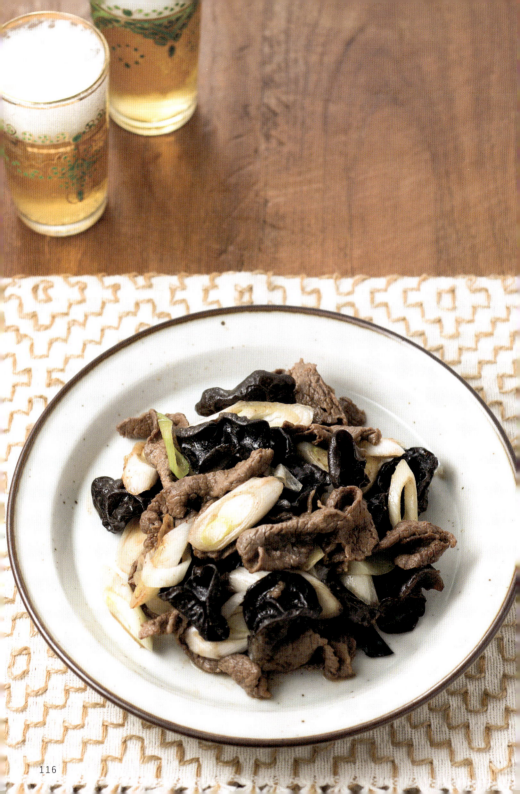

きくらげと牛肉の
オイスターソース炒め

貧血には

きくらげがおすすめ

きくらげの非ヘム鉄は、たんぱく質と一緒にとると吸収率がUP。牛肉の赤身にも鉄分が多い。

材料（2人分）

牛もも肉（薄切り）…150g
A｜酒…小さじ1
　｜塩・こしょう…各少々
　　かたくり粉…小さじ1
ねぎ…1本
きくらげ…5g
サラダ油…大さじ1/2
B｜オイスターソース…大さじ1/2
　｜砂糖…小さじ1
　｜とりがらスープの素…小さじ1/4
　｜しょうゆ・酒…各小さじ1

作り方（調理時間20分）

1　きくらげは水に約10分つけてもどし、大きいものはひと口大に切る。ねぎは7〜8mm幅の斜め切りにする。

2　牛肉は3cm長さに切り、Aで下味をつけ、かたくり粉をまぶす。Bは合わせる。

3　フライパンに油を温め、きくらげと肉を入れて強めの中火で炒める。肉の色が変わったら、ねぎを加えてさっと炒める。Bを加え、全体を混ぜる。

1人分170kcal　塩分1.5g

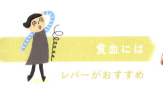

貧血には　レバーがおすすめ

定番「レバにら」をアレンジ。ソース味ならくさみが気になりません。貧血で元気が出ないときに。

レバーのソース焼きそば

材料（2人分）

焼きそば用蒸しめん…2玉（300g）
とりレバー…100g
A　にんにく（すりおろす）…小1片（5g）
　　塩…小さじ1/4
　　しょうが汁・ごま油…各小さじ1
にら（4cm長さ）…1/2束（50g）
もやし…1/2袋（100g）
サラダ油…小さじ1
B　ウスターソース…大さじ1
　　砂糖…小さじ1/2
　　とりがらスープの素…小さじ1/2
　　しょうゆ・酒…各小さじ1

作り方（調理時間15分）

1　レバーは脂肪と血のかたまりを除き（p.115写真a）、1cm幅に切る。水で洗って水気をきり、Aで下味をつける。Bは合わせる。
2　フライパンにサラダ油を温め、レバーを中火で炒める。色が変わったら、もやし、めんを加え、ほぐしながら炒める。B、にらを加え、全体を混ぜる。

1人分 422kcal　塩分 2.8g

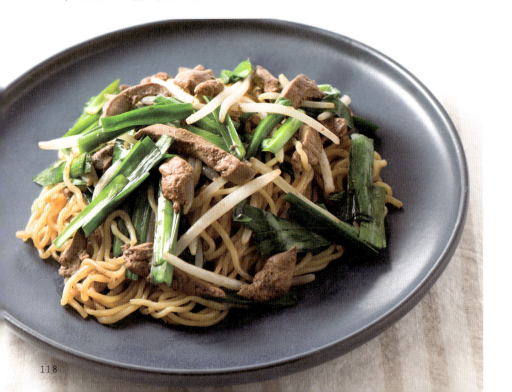

まぐろには吸収のよいヘム鉄が含まれます。トッピングのアーモンドにも血を補う働きがあります。

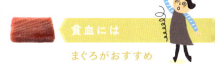
貧血には
まぐろがおすすめ

まぐろのアーモンドソース

材料（2人分）

まぐろ（刺身用さく）…150g
A ┃ 練りわさび…小さじ1/2
　┃ しょうゆ…大さじ1/2
　┃ 酢…大さじ1/2
　┃ オリーブ油…大さじ1/2
アーモンド
　（無塩・ローストずみ）…20g
しその葉…5枚

作り方（調理時間10分）

1 しそは縦半分に切って、細切りにする。水にさらして、水気をきる。アーモンドは粗くきざむ。まぐろは5mm厚さに切る。

2 器にまぐろを並べ、Aを合わせてかける。アーモンド、しそをのせる。

1人分182kcal　塩分0.9g

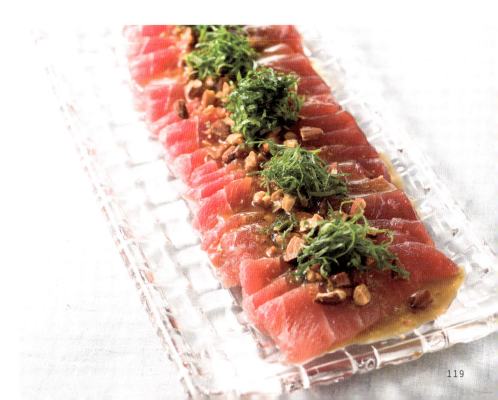

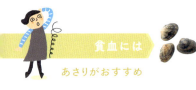

貧血には あさりがおすすめ

あさりは鉄分に加え、赤血球を作るのに必要なビタミンB_{12}も豊富。ほっとするやさしい味わいです。

あさりととうふのうま煮

材料（2人分）

あさり（砂抜きずみ）…150g
とうふ（絹）…2/3丁（200g）
A ｜ 水…大さじ2
　 ｜ しょうゆ・酒・みりん
　 ｜ 　…各大さじ1
　 ｜ 砂糖…小さじ1
しょうが…1かけ（10g）

作り方（調理時間20分）

1　とうふは6等分に切り、皿などで重しをして10分ほど水きりをする。
2　しょうがは皮をこそげてせん切りにする。あさりは殻をこすり合わせて洗う。
3　鍋にAを合わせて、あさり、とうふ、半量のしょうがを加え、ふたをして中火にかける。あさりの口が開いたら、2〜3分煮る。器に盛り、残りのしょうがをのせる。

1人分87kcal　塩分1.6g

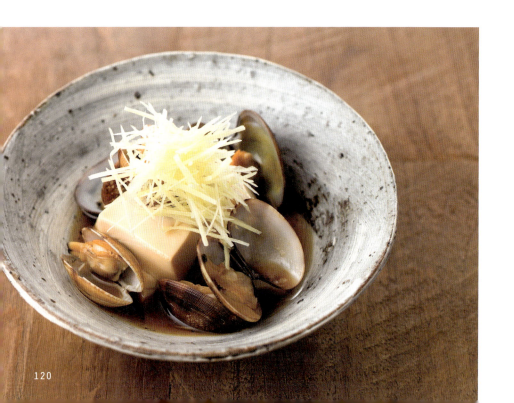

貧血に効く、"黒い"食材の組み合わせ。にんじんを加えて、彩りよく仕上げました。

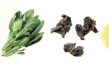

貧血には

ほうれんそう、きくらげがおすすめ

ほうれんそうときくらげのナムル

材料（2人分）

ほうれんそう…1束（200g）
にんじん…30g
きくらげ…5g
A ┃ 塩…小さじ1/3
　┃ すりごま（白）…大さじ1
　┃ ごま油…大さじ1

作り方（調理時間15分）

1　きくらげは水に約10分つけてもどし、細切りにする。にんじんは3cm長さの細切りにする。ボールにAを合わせる。

2　鍋にたっぷりの湯を沸かし、きくらげとにんじんを30秒ほどゆでる。網じゃくしなどでとり出して水気をきり、熱いうちにAに加えてよく混ぜる。

3　同じ湯でほうれんそうをゆでる。水にとって水気をしぼり、3cm長さに切る。2に加えてあえる。

1人分102kcal　塩分0.9g

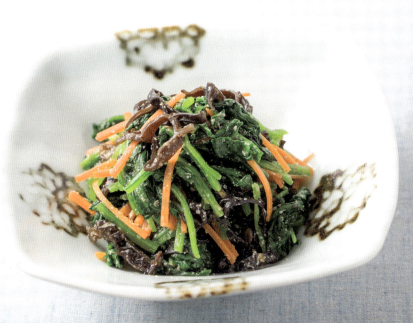

婦人科系の不調

（PMS（月経前症候群）、月経不順、更年期障害など）

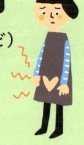

月経にかかわる体と心の不調。
イライラやだるさなど、人によって症状はそれぞれです。
生活習慣の改善と食べもので症状をやわらげ、
上手につきあっていきましょう。

> **answer**
> ▶ 栄養学では…
> - 女性ホルモンの乱れがおもな原因。イソフラボンは、女性ホルモンのエストロゲンと似た働きをして、ほてりやのぼせなどの不快な症状をやわらげてくれます。
> - 神経伝達物質の合成を助けるビタミンB_6は、精神の安定に役立ち、PMSや更年期のイライラ解消に効果的です。

> **answer**
> ▶ 薬膳では… （くわしい用語の説明はp.140）
> - 婦人科系の不調の多くは、「血（けつ）」と「気」のめぐりが悪い状態によるものと考えます。血や気のめぐりをよくする食材、気の不足を補う食材をとりましょう。

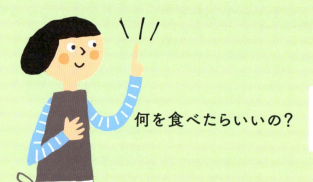

何を食べたらいいの？

おすすめ食材はこれ！

納豆

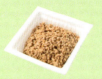

- 栄 イソフラボンが豊富
- 薬 血のめぐりをよくする

大豆製品
（とうふ・厚揚げ・みそ・おから・きな粉など）

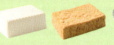

- 栄 イソフラボンが豊富
- 薬 気を補う

青魚
（あじ・さば・さんまなど）

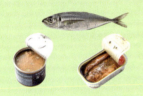

- 栄 ビタミンB_6が豊富
- 薬 血のめぐりをよくする

ピーマン

- 栄 ビタミンB_6が豊富
- 薬 気のめぐりをよくする

たまねぎ

- 薬 血・気のめぐりをよくする

こんな点に気をつけよう

- アルコールやカフェイン、塩分のとりすぎは、PMSや更年期のイライラ、むくみなどの症状を悪化させることがあるので注意。

- イソフラボンのとりすぎはかえって健康を害するともいわれますが、あくまで「長期間にわたり、日常の食生活に加えて、サプリメントでイソフラボンを摂取した場合」です。ふだんの食生活の中で大豆製品を意識してとる分には、問題はありません。

※内閣府・食品安全委員会では「大豆イソフラボンの安全な一日摂取目安量の上限値を70〜75mg／日」とし、特定保健用食品は「安全な一日上乗せ摂取量の上限値を30mg／日」としています。

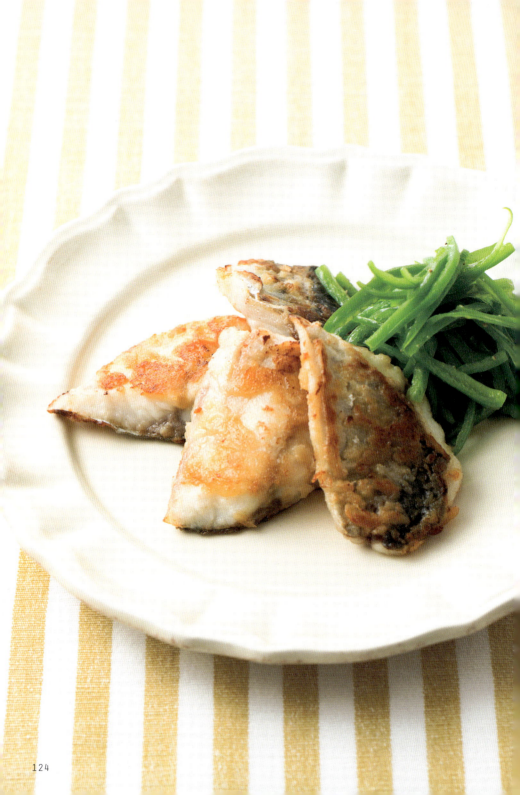

あじのみそムニエル

材料（2人分）
あじ（三枚におろしたもの）…2尾分（160g）
A｜みそ…小さじ2
　｜みりん…小さじ1
　｜しょうが汁…小さじ2
　　小麦粉…大さじ1
ピーマン…5個
オリーブ油…大さじ1・1/2
塩・こしょう…各少々

婦人科系の不調には

あじ、
みそ、
ピーマンがおすすめ

定番「あじのムニエル」をみそ味に。大豆製品のイソフラボンは、女性ホルモンと似た働きをします。

作り方（調理時間15分）

1　ピーマンは種とわたをとって、5mm幅に切る。Aは合わせる。

2　あじは半分のそぎ切りにする。身側にAを塗り（下写真）、茶こしで全体に小麦粉をまぶす。

3　フライパンにオリーブ油大さじ1/2を温め、ピーマンを入れて中火でさっと炒め、塩、こしょうをふる。とり出して器に盛る。

4　フライパンにオリーブ油大さじ1をたし、あじを皮目を下にして入れる。両面を中火で色よく焼く。とり出して器に盛る。

1人分241kcal　塩分1.1g

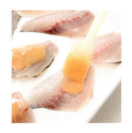

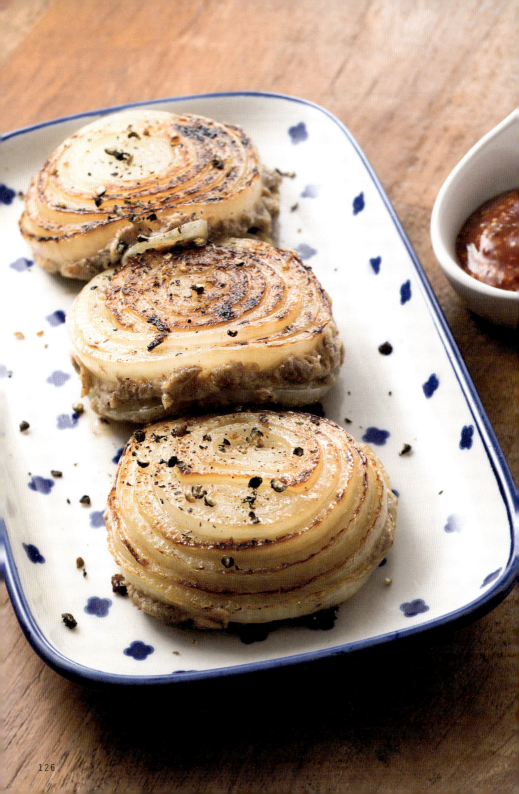

さば缶の
たまねぎはさみ焼き

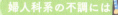

婦人科系の不調には

さば、
たまねぎがおすすめ

さばは、気持ちを安定させるビタミンB_6が豊富。缶詰なら、手軽にむだなく栄養を摂取できます。

材料（2人分）

さば水煮缶詰…1缶（100g）
A ｜ しょうが（すりおろす）…1かけ（10g）
　｜ マヨネーズ…大さじ1・1/2
たまねぎ…小2個（300g）
　小麦粉…大さじ1
ごま油…小さじ1
黒こしょう…少々
B ｜ トマトケチャップ…大さじ1
　｜ 粒マスタード…小さじ1

作り方（調理時間15分）

1　さば缶は汁気をきって、フォークなどで身を粗くつぶし、Aを加えて混ぜる。6等分する。

2　たまねぎは1個から6〜7mm厚さの輪切りを6枚とる。2枚1組とし、内側になる面に小麦粉をふり、1をはさむ。6組作る。

3　フライパンにごま油を温め、2を並べて中火で3〜4分焼く。焼き色がついたら上下を返し（下写真・くずれないようにそっと返す）、同様に焼く。器に盛り、黒こしょうをふる。Bを合わせて添える。

1人分259kcal　塩分1.0g

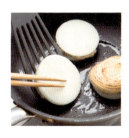

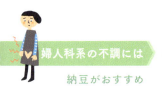

婦人科系の不調には
納豆がおすすめ

納豆はイソフラボンを含み、さらに血の流れもととのえます。めんつゆ味がよく合う絶品パスタ！

納豆スパゲティ

材料（2人分）

スパゲティ…160g
　┌ 湯…1.5ℓ
　└ 塩…大さじ3/4
にんにく（薄切り）…1片（10g）
サラダ油…大さじ1
A ┌ めんつゆ（3倍濃縮）…20mℓ
　└ 水…100mℓ
B ┌ ひきわり納豆…2パック（90g）
　├ ねぎ（みじん切り）…5cm
　└ 卵黄…1個分
きざみのり…適量
しその葉（せん切り）…10枚

作り方（調理時間15分）

1. Aは合わせる。Bはふわっとするまでよく混ぜる。
2. 鍋に分量の湯を沸かし、塩を加える。スパゲティを表示の時間より約1分短くゆで、ざるにとって水気をきる。
3. フライパンに油を温め、にんにくを入れて弱火で炒める。香りが出たらAを加え、ひと煮立ちさせる。
4. 3にスパゲティを加え、さっと混ぜて器に盛る。Bをかけ、のり、しそをのせる。全体をよく混ぜて食べる。

1人分514kcal　塩分2.3g

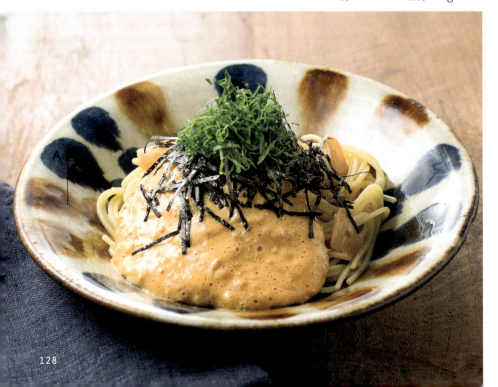

婦人科系のトラブルには、青魚が効果あり。かば焼きならくさみがなく、魚がにが手な人にも◎。

婦人科系の不調には

さんま、おからがおすすめ

さんま缶のうの花いり

材料（2人分）

- さんまかば焼き缶詰…1缶（100g）
- ごぼう…100g
- にんじん…50g
- おから…50g
- ごま油…大さじ1
- A｜水…300ml
- 　｜酒…大さじ1
- B｜しょうゆ…小さじ1
- 　｜みりん…小さじ1
- 万能ねぎ…2本

作り方（調理時間20分）

1. ごぼうは皮をこそげ、2cm大の乱切りにする。水にさらして、水気をきる。にんじんも同じ大きさの乱切りにする。ねぎは小口切りにする。
2. 鍋にごま油を温め、ごぼうとにんじんを入れて中火で1〜2分炒める。さんま缶（汁ごと）、Aを加え、ふたをして、中火でごぼうがやわらかくなるまで5〜6分煮る。ふたをとって、おから、Bを加え、煮汁が少なくなるまで煮る。
3. 器に盛り、ねぎをのせる。

1人分249kcal　塩分1.2g

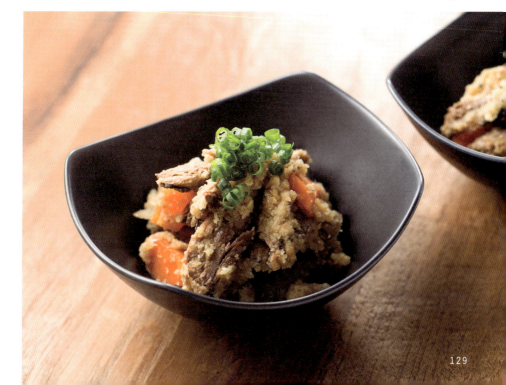

婦人科系の不調には 厚揚げ、みそがおすすめ

イソフラボンを含む大豆製品を2種類組み合わせました。スウェーデンの名物ポテト料理風に。

厚揚げのハッセルバック風

材料（2人分）
厚揚げ…1枚(200g)
ベーコン…2枚(40g)
ねぎ…1/2本
A ┃ みそ…大さじ1
　 ┃ みりん…大さじ1/2
オリーブ油…大さじ1

作り方（調理時間15分）

1. ねぎは斜め薄切りにする。ベーコンは2cm幅に切る。厚揚げは5mm幅に切りこみを入れる。Aは合わせる。
2. アルミホイルを広げ、厚揚げをのせる。切りこみにAを塗って、ベーコンとねぎをはさみ、全体にオリーブ油をかける。オーブントースターに入れ、焼き色がつくまで5〜6分焼く。

1人分320kcal　塩分1.4g

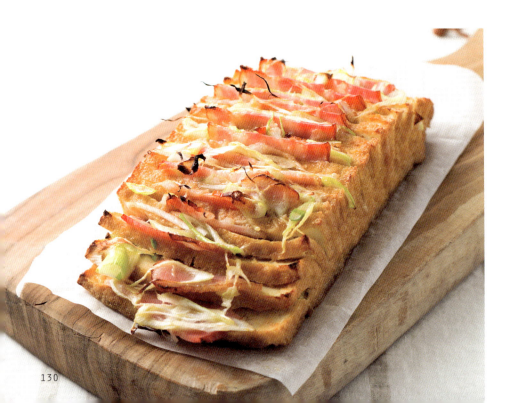

納豆とたまねぎが滞った血と気の流れを改善。野菜にかつおぶしをまぶすと納豆がよくからみます。

婦人科系の不調には

納豆、たまねぎがおすすめ

納豆ドレッシングのサラダ

材料（2人分）

水菜…80g
だいこん（4cm長さ）…50g
けずりかつお…小1パック（3g）
＜納豆ドレッシング＞
ひきわり納豆…1パック（45g）
たまねぎ（みじん切り）…30g
粒マスタード…小さじ1
しょうゆ…小さじ1
ごま油…大さじ1/2

作り方（調理時間10分）

1 水菜は3～4cm長さに切る。だいこんはせん切りにする。合わせて水にさらし、水気をきる。ボールに入れ、けずりかつおを加えてざっくりと混ぜる。

2 器に盛り、ドレッシングの材料を合わせてかける。全体を混ぜて食べる。

1人分106kcal　塩分0.6g

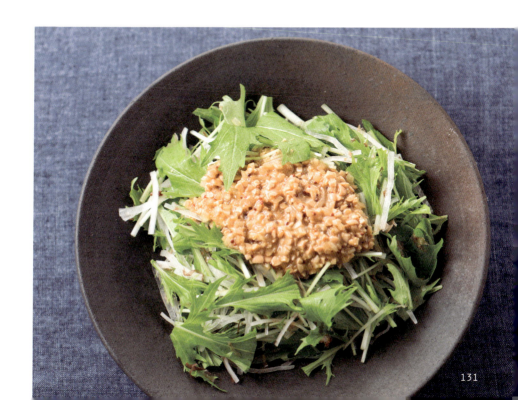

体にいい"鍋"

体に効く食材を一度にたっぷりとるなら、鍋がおすすめ！ それぞれの鍋に合う、かんたんつけだれも紹介します。

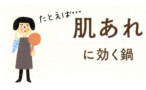

たとえば… **肌あれ** に効く鍋

豆乳鍋

材料（4人分）

豚しゃぶしゃぶ用肉…400g
とうふ（食べやすく切る）…1丁（300g）
春菊…1束（200g）
にんじん（皮むき器で薄くけずる）…200g
れんこん（薄切り）…150g
［こんぶ…10cm、水…600mℓ］
A｜しょうゆ・酒…各大さじ1
豆乳（無調整）…600mℓ

作り方（調理時間15分（おく時間は除く））

1　鍋に分量の水とこんぶを入れ、30分以上おく。
2　1を弱火にかけ、沸騰直前にこんぶをとり出す。Aで調味し、豆乳を加えて混ぜる。具を加えて、火が通るまで煮る（煮立てない）。

＜ごまみそだれ＞
　すりごま（白）・みそ・みりん各大さじ2、水大さじ1を混ぜる。

＜ピリ辛だれ＞
　ねぎ（粗みじん切り）15cm、しょうゆ・酢各大さじ2、砂糖小さじ1、豆板醤（トウバンジャン）小さじ1/2、ごま油小さじ1を混ぜる。

1人分493kcal　塩分3.5g

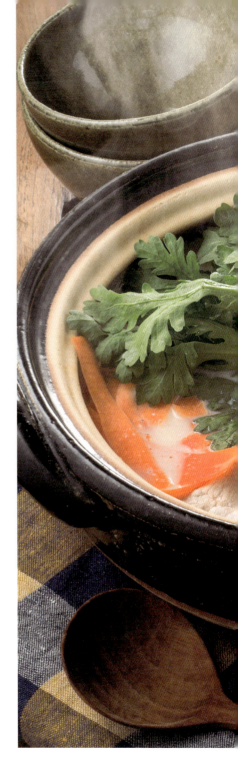

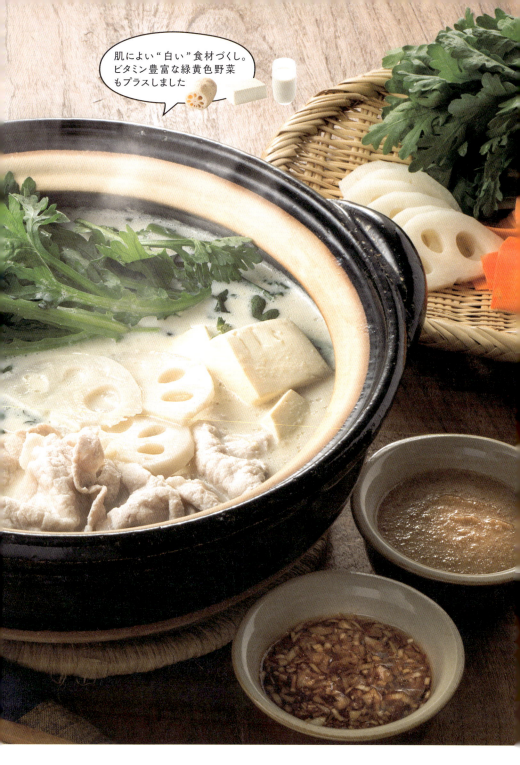

体にいい"鍋"

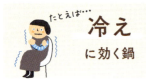

たとえば… **冷え** に効く鍋

えびワンタン入りねぎ鍋

材料(4人分)

むきえび…200g
A ┃ ねぎ(みじん切り)…1/2本
  ┃ 酒…小さじ2
  ┃ しょうが汁・ごま油…各小さじ1
  ┃ 塩・こしょう…各少々
ワンタンの皮…24枚
ねぎ(4cm長さに切る)…2本　春雨…50g
B ┃ 水…1ℓ　酒…50mℓ
  ┃ とりがらスープの素…小さじ1
万能ねぎ(斜め薄切り)…5本

作り方(調理時間50分)

1. えびは包丁でねばりが出るまでたたく。ボールに入れ、Aを加えて混ぜる。ワンタンの皮にのせて三角形に折り、ふちに水少々(材料外)をつけてとめる。
2. 春雨は熱湯でゆで、食べやすく切る。
3. 鍋にBを合わせて火にかける。煮立ったら、1、ねぎ、春雨を加え、中火でねぎがやわらかくなるまで煮る。万能ねぎをのせる。

<ナンプラーだれ>
しその葉(みじん切り)10枚、にんにく(すりおろす)小1/2片(3g)、赤とうがらし(小口切り)1本、砂糖・レモン汁各大さじ2、ナンプラー大さじ3、水大さじ1、しょうゆ小さじ1を混ぜる。

1人分212kcal　塩分3.9g

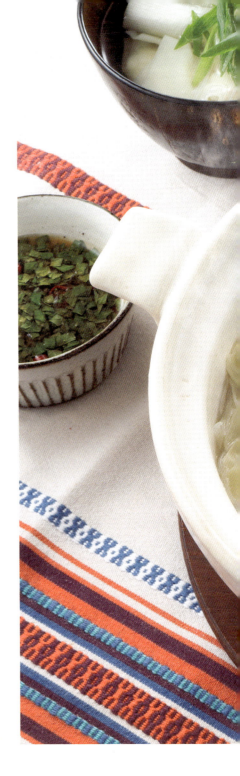

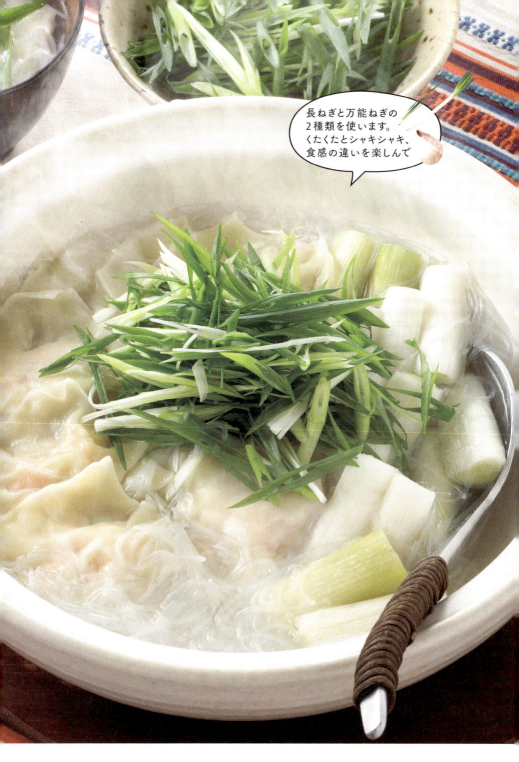

体にいい"晩酌"

お酒を飲むときは、健康のために体にいいつまみを一緒に選びましょう。

つまみで1日の疲れをいやすもよし、体を温めるもよし。ただし、いくら体によくても食べすぎ・飲みすぎはNG。ほどほどが肝心です。

たとえば…

疲労
に効く晩酌

- うなぎとにんにくの芽の炒めもの（p.66）
- ねぎやっこ
- ビール

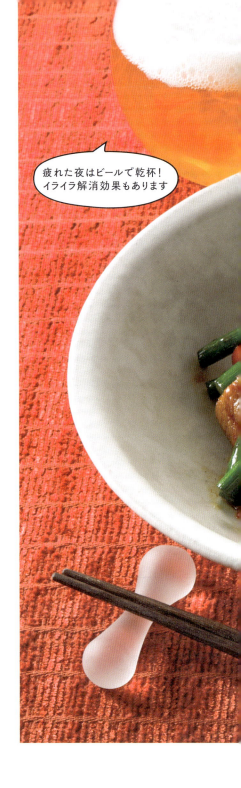

疲れた夜はビールで乾杯！
イライラ解消効果もあります

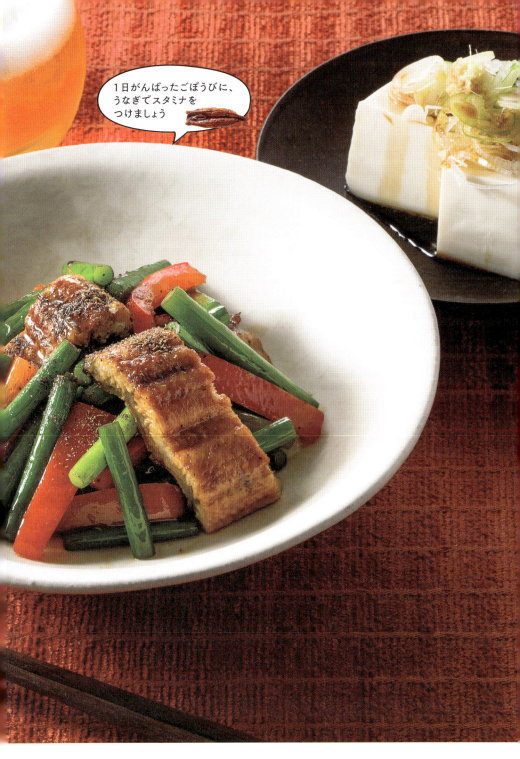

体にいい"晩酌"

たとえば…

冷え
に効く晩酌

- にらのおひたし 温玉のせ
  （p.111）
- 焼きとり（市販）
- 日本酒

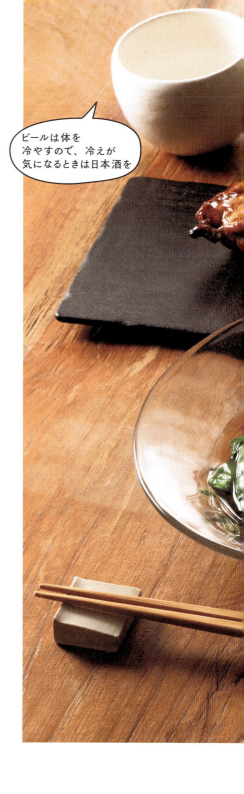

ビールは体を冷やすので、冷えが気になるときは日本酒を

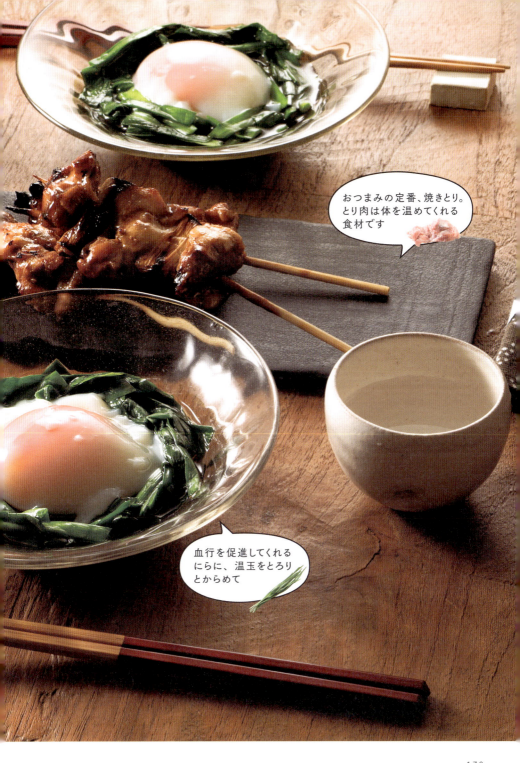

もっと知りたい人のための 薬膳用語集

「気のめぐりをよくするっていうけど、そもそも『気』って何?」
「消化吸収をコントロールする『脾(ひ)』ってどこにあるの?」など、
くわしく知りたくなったらこちらを参考に。
本文によく出てきた薬膳用語をまとめました。

1 気(き)・血(けつ)・水(すい)(津液(しんえき))

薬膳では、「気・血・水」が体を構成するベースだと考えられています。どれかが不足したり、めぐりが悪くなると、体に不調が表れます。

- **気** 気力や元気のもと。生命を維持する基本的なエネルギー。
- **血** 血液のこと。全身をめぐって、栄養をいきわたらせる。
- **水** リンパ液や汗、だ液など、体内をめぐる水分。全身にうるおいを与える。

2 五性(ごせい)

薬膳では、すべての食材を〈熱・温・平・涼・寒〉の5つの性質、「五性」に分類します。体を温めたいときには温熱性の食材、逆に冷やしたいときには寒涼性の食材をとるのが適しています。ただし、ふだんの食事ではどちらもバランスよくとることが大切です。

おもな食材の五性

	野菜・くだもの	肉・魚介・大豆製品	その他
熱 体を温める			からし、こしょう、とうがらし
温	かぶ、かぼちゃ、しそ、しょうが、たまねぎ、にら、にんにく、ねぎ	とり肉、えび、あじ、さば、まぐろ、納豆	
平	さつまいも、じゃがいも、長いも、キャベツ、はくさい、しいたけ、とうもろこし、ピーマン、りんご	牛肉、豚肉、大豆、さんま、いか、かき	米、牛乳、ヨーグルト
涼	えのき、しめじ、だいこん、トマト、ほうれんそう、レタス、アボカド	とうふ	そば
寒 体を冷やす	きゅうり、ごぼう、れんこん、柿、グレープフルーツ、バナナ	あさり、わかめ	

五臓（ごぞう）

五性と同様に、人間の体の機能も5つの「五臓」に分けて考えます。西洋医学とは異なり、臓器そのものの働きに加え、もう少し幅広い役割をもっています。

五臓のおもな働き

	関係する臓器	働き
肝	肝臓	気や血の流れをコントロールする
心	循環器系	血を全身にいきわたらせる 精神や睡眠をコントロールする
脾	消化器系	栄養分を消化吸収し、気や血に変える 水分や不要物を排出する
肺	呼吸器系	呼吸をコントロールする 水分を全身に送り、水分代謝を助ける
腎（じん）	泌尿器系	人の成長、生殖、老化に関わる

おすすめ食材さくいん

肉

とり肉 ▶ 冷え
とり肉のソテー にら香味だれ…106
しょうが入りそぼろあんかけうどん…109

豚肉 ▶ 疲労
カリカリ豚のサラダ…64
豚肉としいたけのガーリックライス…68

レバー ▶ 貧血
レバーのから揚げ…114
レバーのソース焼きそば…118

魚介類

青魚（あじ・さば・さんま）
▶ 婦人科系の不調
あじのみそムニエル…124
さば缶のたまねぎはさみ焼き…126（さば水煮缶）
さんま缶のうの花いり…129（さんまかば焼き缶）

あさり ▶ 貧血
あさりのスープ…46（あさり水煮缶）
あさりととうふのうま煮…120

いか ▶ ストレス
グレープフルーツといかのマリネ…82
いかとセロリの炒めもの…83

うなぎ ▶ 疲労
うなぎとにんにくの芽の炒めもの…66

えび ▶ 冷え
えびとかぼちゃの香味炒め…104
えびとかぶのアヒージョ…108
えびワンタン入りねぎ鍋…134

かき ▶ ストレス
かきのバターじょうゆごはん…80

すずき ▶ ストレス
すずきの酒蒸し…76
すずきのパン粉焼き…78

まぐろ ▶ 貧血
まぐろのアーモンドソース…119

野菜

いんげん豆 ▶ むくみ
いんげん豆となすのトマト煮…58

枝豆 ▶ むくみ
レタスと枝豆の牛肉カレー炒め…56
ひたし豆…61

オクラ ▶ 胃腸の不調
オクラのにゅうめん…28
長いもとオクラのゆかりあえ…32

かぼちゃ
▶ 風邪の引き始め（寒気がするとき）
肉かぼちゃ…92
かぼちゃのミルクぞうすい…96

キャベツ ▶ 胃腸の不調
キャベツとりんごのコールスロー…31

さつまいも ▶ むくみ、疲労
お豆いも…60
さつまいもごはん…70
さつまいものサラダ…73

じゃがいも ▶ 疲労
アンチョビポテト…71

だいこん
▶ 胃腸の不調、風邪の引き始め（熱っぽいとき）
だいこんととりだんごのスープ煮…24
とうふのおろしぽん酢…26
だいこんとりんごの水キムチ…33
だいこんのサラダそば…100
だいこんとはくさいの塩こんぶあえ…101

たまねぎ ▶ 婦人科系の不調
さば缶のたまねぎはさみ焼き…126
納豆ドレッシングのサラダ…131

とうもろこし ▶ むくみ
コーンと大豆のとりつくね…54（コーン缶）
とうもろこしのピラフ…59

トマト ▶ ストレス
すずきのパン粉焼き…78
トマトの和風サラダ…85

長いも ▶ 胃腸の不調、肌あれ
長いもとオクラのゆかりあえ…32
長いものミルクシチュー…38
ゴーヤとにんじんのとろろチヂミ…40

にら ▶ 冷え
とり肉のソテー にら香味だれ…106
にらのおひたし 温玉のせ…111

はくさい ▶ 風邪の引き始め（熱っぽいとき）
だいこんとはくさいの塩こんぶあえ…101

ピーマン ▶ ストレス、婦人科系の不調
ピーマンとにんじんの塩炒め…50
すずきの酒蒸し…76
ピーマンのはんぺん詰め…84
あじのみそムニエル…124

ほうれんそう ▶ 貧血
ほうれんそうときくらげのナムル…121

レタス ▶ むくみ
レタスと枝豆の牛肉カレー炒め…56

れんこん ▶ 肌あれ
　れんこんととり手羽のコチュジャン煮…36
　れんこんのガーリック炒め…41
　豆乳鍋…132

きのこ類

えのき・しめじ・マッシュルーム ▶ 便秘
　しめじと豚肉の黒酢炒め…12
　アボカドとマッシュルームのチーズ焼き…14
　しめじと根菜のごまマヨサラダ…19
　えのきのごまあえ…21

きくらげ ▶ 貧血
　きくらげと牛肉のオイスターソース炒め…116
　ほうれんそうときくらげのナムル…121

しいたけ・まいたけ ▶ 疲労
　豚肉としいたけのガーリックライス…68
　グリルきのこのあえもの…72（しいたけ、まいたけ）

香味野菜・ハーブ

しそ ▶ 風邪の引き始め（寒気がするとき）
　焼きねぎのしそのせ…97

香菜 ▶ 風邪の引き始め（寒気がするとき）
　ねぎととり肉の香菜スープ…94

しょうが・にんにく ▶ 冷え
　えびとかぼちゃの香味炒め
　　…104（しょうが、にんにく）
　とり肉のソテー にら香味だれ
　　…106（しょうが、にんにく）
　えびとかぶのアヒージョ
　　…108（しょうが、にんにく）
　しょうが入りそぼろあんかけうどん…109

ねぎ
　▶ 風邪の引き始め（寒気がするとき）、冷え
　肉かぼちゃ…92（ねぎ）
　ねぎととり肉の香菜スープ…94
　焼きねぎのしそのせ…97
　しょうが入りそぼろあんかけうどん
　　…109（万能ねぎ）
　蒸しねぎのめんたいソース…110
　えびワンタン入りねぎ鍋
　　…134（ねぎ、万能ねぎ）

ミント ▶ 風邪の引き始め（熱っぽいとき）
　ほたてのミントマリネ…98

くだもの・種実類

アーモンド ▶ 便秘
　バナナのはちみつアーモンド…88

アボカド ▶ 便秘
　アボカドとマッシュルームのチーズ焼き…14
　アボカドとわかめの冷製パスタ…18

かんきつ類（グレープフルーツ・すだち）
　▶ ストレス
　すずきの酒蒸し…76（すだち）
　グレープフルーツといかのマリネ…82

ごま ▶ 便秘
　しめじと根菜のごまマヨサラダ…19
　えのきのごまあえ…21
　黒ごまヨーグルト…88

バナナ ▶ 便秘
　バナナの肉巻き…16
　バナナのはちみつアーモンド…88

りんご ▶ 胃腸の不調
　りんごトースト…30
　キャベツとりんごのコールスロー…31
　だいこんとりんごの水キムチ…33

大豆・大豆製品

大豆 ▶ むくみ
　コーンと大豆のとりつくね…54
　お豆いも…60
　ひたし豆…61

豆乳 ▶ 肌あれ
　豆乳鍋…132

とうふ ▶ 肌あれ、婦人科系の不調
　柿の白あえ…42
　野菜のとうふチーズディップ…43
　黒みつきな粉どうふ…88
　豆乳鍋…132

その他大豆製品
（厚揚げ・おから・きな粉・納豆・みそ）
　▶ 婦人科系の不調
　黒みつきな粉どうふ…88
　あじのみそムニエル…124
　納豆スパゲティ…128
　さんま缶のうの花いり…129（おから）
　厚揚げのハッセルバック風…130（厚揚げ、みそ）
　納豆ドレッシングのサラダ…131

乳製品

牛乳 ▶ 肌あれ
　長いものミルクシチュー…38

ヨーグルト ▶ 便秘
　ライタ風 豆入りヨーグルトサラダ…20
　黒ごまヨーグルト…88

ごはん

ごはん ▶ 疲労
　豚肉としいたけのガーリックライス…68
　さつまいもごはん…70

| ベターホームのお料理教室 |

ベターホーム協会は1963年に創立。「心豊かな質の高い暮らし」をめざし、日本の家庭料理や暮らしの知恵を、生活者の視点からお伝えしています。活動の中心である「ベターホームのお料理教室」は全国で開催。毎日の食事作りに役立つ調理の知恵や、健康に暮らすための知識などを、わかりやすく教えています。

著者	ベターホーム協会
料理研究	大須賀眞由美・志村朋子（ベターホーム協会）
栄養学・薬膳知識監修	清水加奈子
撮影	鈴木正美
スタイリング	半田今日子
デザイン	林 陽子（Sparrow Design）
イラスト	山村真代
校正	武藤結子
編集	中村天真（ベターホーム協会）

参考文献
『五性・五味・帰経がひと目でわかる　食品成分表』杏仁美友 監修（池田書店）

いつもの食材で作れる　体にいいおかず

初版発行　2018年3月1日

発行所／一般財団法人　ベターホーム協会
〒150-8363
東京都渋谷区渋谷1-15-12
＜編集＞　　Tel. 03-3407-0471
＜出版営業＞ Tel. 03-3407-4871
http://www.betterhome.jp

印刷・製本／株式会社 シナノ

ISBN978-4-86586-035-1
© The Better Home Association, 2018, Printed in Japan
乱丁・落丁はお取替えします。

本書の無断複製（コピー、スキャン、デジタル化等）並びに無断複製物の譲渡及び配信は、著作権法上での例外を除き禁じられています。
また、本書を代行業者などの第三者に依頼して複製する行為は、たとえ個人や家庭内での利用であっても一切認められておりません。